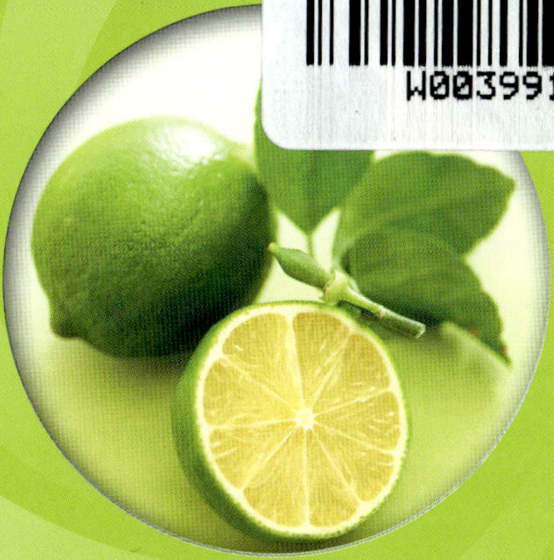

Die 50 besten

Säure-Killer

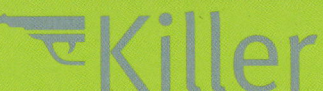

Den Säure-Basen-Haushalt ausgleichen

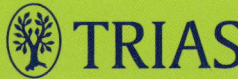

TRIAS

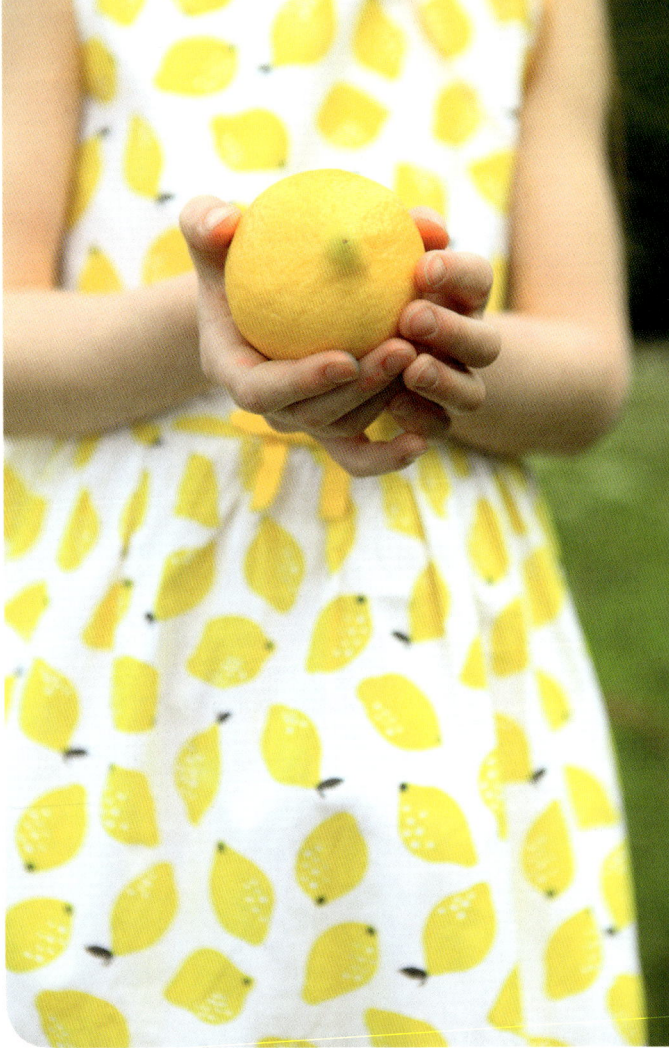

Liebe Leserin,
lieber Leser,

voller Energie und Lebensfreude sein, besser schlafen können und sich einfach rundum gut fühlen – so einen Zustand wünscht sich jeder. Wer sich nicht so wohl fühlt, schiebt dies oft auf Stress oder das Wetter. Dabei kann sich hinter solchem Unwohlsein (ohne erkennbare organische Ursache) eine unbemerkte Übersäuerung verbergen.

Mal ehrlich: Gemüse und Obst fünfmal täglich eine Portion, wenig Fett, Cholesterin und Zucker, nikotinfrei und kaum Alkohol – gehören Sie auch zu der Mehrheit der Bevölkerung, die sich mit den offiziellen Empfehlungen der Ernährungsexperten schwertut und öfter mal daneben liegt? Wenn ja, dann sollten Sie etwas für Ihren Säure-Basen-Haushalt tun.

Ziel einer Entsäuerung ist die Aktivierung und Vitalisierung des Körpers. Zum Glück verfügt der Organismus über verschiedene Regulationssysteme, die Schwankungen im Säure-Basen-Haushalt ausgleichen. Im Idealfall herrscht eine Balance. Dauert die Säurebelastung allerdings zu lange an oder ist sie zu stark, braucht der Körper Unterstützung. Dieses Buch verrät die 50 besten Säure-Killer zum Sofort-Umsetzen und hilft Ihnen, mit einfachen Mitteln das Ungleichgewicht im Säure-Basen-Haushalt auszugleichen und Reparaturprozesse im Organismus zu fördern. Auch kulinarische Fehltritte lassen sich mit einigen Tricks schnell beheben.

Schaffen Sie eine gesunde Basis, dann haben unangenehme Zipperlein von vorneherein keine Chance. Auch Gesunde profitieren von einer Säure-Basen-Balance im Sinne von Prävention und Anti-Aging und Freizeitsportler können ihre Fitness und Leistungsfähigkeit weiter verbessern.

Schon mit kleinen Schritten können Sie an wichtigen Schrauben in Richtung eines ausgeglichenen Säure-Basen-Haushalts drehen. Ihr komplettes Leben müssen Sie deswegen aber nicht umkrempeln, auf Lieblingsspeisen verzichten oder Ihre Lebensqualität einschränken. Das gilt selbst, wenn Sie sich schon länger unausgewogen ernähren. Außerdem gibt es mehrere Intensivierungsstufen, um Säuren zu killen. Manchmal möchte man lediglich die Auswirkungen eines Festes ausgleichen, das geht ganz schnell. Manchmal liegt aber auch eine chronische Übersäuerung vor, dann dauert es etwas länger, bis der Körper wieder spürbar in Balance kommt.

Bringen Sie Ihren Säure-Basen-Haushalt wieder ins Lot und Sie werden sich rundherum wohlfühlen.

Ihre Maria Lohmann

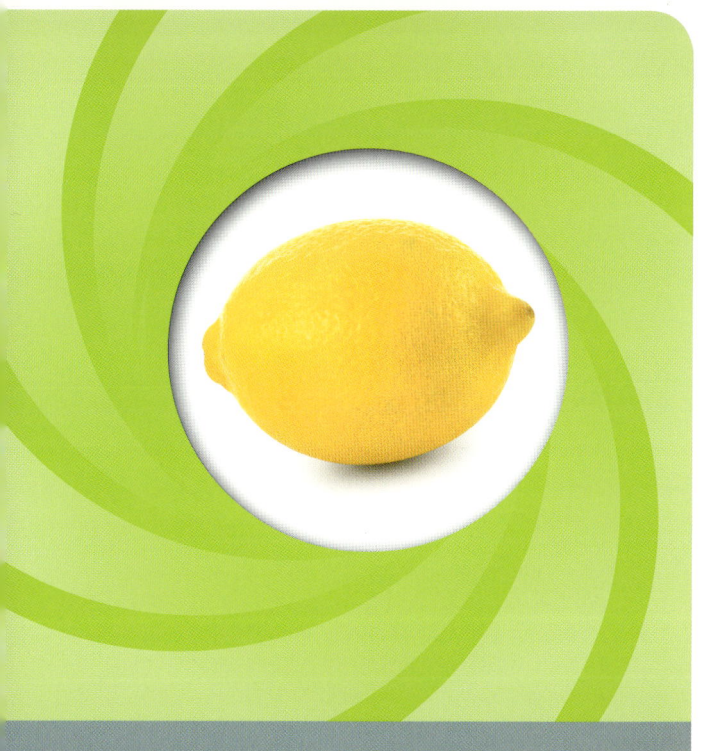

Säure killen leicht gemacht

Alles eine Frage der Balance

Tun Sie etwas für ein ausgeglichenes Säure-Basen-Verhältnis. Ihr Körper wird Sie mit Energie, Ausgeglichenheit und Wohlgefühl belohnen.

Sie haben mitunter den Verdacht, dass es um Ihren Säure-Basen-Haushalt nicht gerade gut steht? Tatsächlich sind viele Menschen übersäuert, ohne es zu wissen. Durch die moderne Lebensweise mit ständigem Zeitdruck, Stress, unregelmäßigem Essen, Medikamenten und sitzender Tätigkeit gelangen einerseits viele Säuren in den Organismus, die auf Dauer belasten, und andererseits werden zu wenige Basen aufgenommen. Doch es gibt viele Möglichkeiten, diese Dysbalance wieder ins Gleichgewicht zu bringen.

Um sich wohlzufühlen, braucht der Mensch ein ausgewogenes Säure-Basen-Verhältnis. Zu viel Säure beeinträchtigt unser Wohlbefinden in vielerlei Hinsicht. Normalerweise ist es für den Körper kein Problem, Säuren, die durch Ernährung und Stoffwechselprozesse aufgenommen und gebildet werden, ohne unser aktives Zutun abzubauen bzw. zu neutralisieren.

Wenn sich allerdings Säuren im Übermaß ansammeln,
gerät der Säure-Basen-Haushalt in Schieflage. Es ent-
wickelt sich eine Übersäuerung (latente Azidose) im
Körper, die als Wegbereiter vieler chronischer Erkrankungen gilt. Mit latenter Azidose ist eine Übersäuerung des Gewebes gemeint und nicht die des Blutes
im streng klinischen Sinn. Während der pH-Wert des
Blutes in sehr engen Grenzen liegen muss, sind beim
Bindegewebe größere Schwankungen möglich.

Was sagt der pH-Wert aus?

Der pH-Wert ist ein Maß für die Wasserstoffionen-
konzentration in dem flüssigen Medium der Zelle.
Er dient als Indiz, ob eine Lösung basisch, sauer oder
neutral ist. Die Skala reicht von 0–14. Je höher also
der pH-Wert, desto basischer ist die Lösung.

- pH-Werte unter 7 = sauer
- pH-Wert von 7 = neutral
- pH-Werte über 7 = basisch (alkalisch)

Das flüssige Medium der meisten Körperorgane und deren Sekrete liegen im basischen Bereich. Es gibt allerdings auch Ausnahmen: So ist das Milieu im Magen extrem sauer, denn die Magensäure sorgt einerseits für eine optimale Verdauung von Proteinen und andererseits für die Vernichtung von Bakterien. Die nachfolgende Tabelle gibt Ihnen einen Überblick über die pH-Werte im Körper.

pH-Werte im Körper.

Körperflüssigkeit	pH-Wert	Klassifizierung
Blut	7,35–7,45	schwach basisch
Speichel	6,9–7,0	nahezu neutral
Magensaft	1,2–3,0	stark sauer
Gallensaft	6,5–8,5	basisch
Bauchspeichel	7,5–8,8	basisch
Dünndarmflüssigkeit	8,0	basisch
Haut	4,0–6,5	sauer
Urin	5,5–7,0	sauer bis neutral

Wie der Säure-Basen-Haushalt in Schieflage gerät

Säuren entstehen durch zu viel oder ungesundes Essen und durch zu viel Alkohol. Auch Stress, Ärger und ständige Anspannung sowie Schlaf- und Bewegungsmangel, Umweltbelastungen, Rauchen oder Extremsport lassen die Werte steigen. Flüssigkeitsmangel begünstigt die Säurebildung ebenfalls. Zudem kann ein Ungleichgewicht im Säure-Basen-Haushalt auch eine organische Ursache haben und durch körperliche Erkrankungen hervorgerufen oder verstärkt werden.

Dazu gehören beispielsweise:
- chronische Schmerzerkrankungen
- Diabetes mellitus
- Erkrankungen der Bauchspeicheldrüse
- Durchfall, Erbrechen
- gestörte Leber- und Gallenfunktion
- Nierenfunktionsstörungen

Auch Medikamente wie ASS (Acetylsalicylsäure), Abführmittel und entwässernde Arzneimittel (Diuretika) verschieben das Säure-Basen-Gleichgewicht hin zu geringeren pH-Werten. Da der Säure-Basen-Haushalt auch stark durch das Darmmilieu beeinflusst wird, sind Antibiotika, die die Darmflora stören, ebenfalls belastend. Bei einer Antibiotikaeinnahme und der leider damit einhergehenden Dezimierung nützlicher Bakterien können ungesunde Keime im Darm die Oberhand gewinnen.

Was passiert bei einer Übersäuerung?

Damit alle Stoffwechselprozesse im Körper reibungslos ablaufen, muss ein ausgeglichenes Verhältnis zwischen Säuren und Basen bestehen. Schone kleine

Verschiebungen des Säuregrads können große Veränderungen nach sich ziehen. Es sind vor allem Basen-Mineralstoffe, die der Körper einsetzt, um überschüssige Säuren abzupuffern. Bei einer chronischen Säurebelastung muss er seine Basenreserven zum Ausgleich heranziehen und so gehen wertvolle Kalzium-, Natrium-, Magnesium-, Eisen- und Kaliumvorräte bei einer Übersäuerung nach und nach verloren.

Bei einer permanenten Säurebelastung sind alle schnell verfügbaren Mineralreserven rasch aufgebraucht. Jetzt passiert zweierlei: Einerseits muss der Körper nun seinen Knochen und Muskeln die gespeicherten basischen Mineralien entziehen, um die überschüssigen Säuren zu binden. Andererseits ist der Körper gezwungen, überschüssige Säuren aus dem Säure-Basen-Stoffwechsel im Bindegewebe als »Sondermüll« abzulagern. Die Folge ist eine Gewebeübersäuerung. Die natürlichen Verhältnisse im Bindegewebe werden gestört, die Versorgung der Zellen und damit des Gewebes mit Sauerstoff und Nährstoffen verschlechtert. Auch die Wirksamkeit von Hormonen und Botenstoffen wird beeinträchtigt. So können beispielsweise Enzyme, die viele Stoffwechselprozesse erst ermöglichen, nur in bestimmten pH-Wert-Bereichen richtig arbeiten.

Signale einer Übersäuerung

Ein dauerhaftes Zuviel an Säuren (chronische Übersäuerung) kann dem Körper somit viele Probleme bereiten. Das Spektrum der Beschwerden ist groß und wird oft zunächst nicht mit einem gestörten Säure-Basen-Haushalt in Zusammenhang gebracht. Die nachfolgende Tabelle zeigt Ihnen, wie sich eine Übersäuerung auf den Organismus auswirken kann.

Wie sich die Übersäuerung auf den Körper auswirkt.

Organsystem/ Körperfunktion	Folgen der chronischen Übersäuerung
Nervensystem	hohe Stressempfindlichkeit, Nervosität, gereizte oder gedrückte Stimmung, Energiemangel, Müdigkeit, Schlafstörungen, unruhiger Schlaf ohne Erholung, Neigung zu Kopfschmerzen oder Migräne, erhöhte Schmerzempfindlichkeit
Stoffwechsel	eingeschränkter Transport von Sauerstoff, Nähr-stoffen und Abbauprodukten, kalte Hände und Füße, ein Gefühl, wie ausgelaugt zu sein
Knochen und Gelenke	Knochenentkalkung, Gelenkbeschwerden, eingeschränkte Beweglichkeit
Muskulatur	Muskelverspannungen und -verhärtungen, Übersäuerungsschmerzen, Neigung zu Muskel-krämpfen
Immunsystem	Abwehrschwäche, erhöhte Anfälligkeit für Infekte und Entzündungen, erhöhte Allergie-neigung
Magen und Darm	Magendrücken, Aufstoßen, Sodbrennen, Magenübersäuerung, Verdauungsstörungen
Haut, Haare und Nägel	glanzloses oder sprödes Haar, brüchige Nägel, unreine Haut, vermehrte Faltenbildung, Neigung zu Cellulite
Bindegewebe und Körpergewicht	verschlechterter Zellstoffwechsel durch Säure-überschuss, Gewichtsprobleme, Wasserein-lagerungen

Nutzen Sie alle Entgiftungswege Ihres Körpers

Ihr Körper verfügt über verschiedene systemisch zusammenwirkende Organe, mit denen er lästige Säuren entsorgen und sich selbst reinigen kann. Dazu gehören Blut, Niere, Lunge, Lymphsystem, Haut, Leber und Darm. Eine Übersäuerung kann sich sehr umfassend auswirken. Oft sind es unklare oder nicht eindeutige Beschwerden, die von Abweichungen des Säure-Basen-Gleichgewichts hervorgerufen werden. Deshalb sollte man lernen, früh auf diese Anzeichen zu achten und schnell gegenzusteuern.

Es gibt mehrere Wege, um den Säure-Basen-Haushalt auszugleichen. Ob beim Essen und Trinken, durch Bewegung, Entspannung und Stressabbau, Bäder oder Nahrungsergänzung – Säure-Killer finden sich in all diesen Bereichen. Machen Sie es sich leicht und kombinieren Sie einfach mehrere Bausteine.

Das passiert, wenn der Säure-Basen-Haushalt wieder in Balance kommt:
- Wohlbefinden und gute Laune steigen
- Stoffwechselblockaden lösen sich auf
- Vitalität und Konzentration nehmen zu
- Schlafqualität steigt
- Stressempfindlichkeit lässt nach
- Alterungsprozesse verlangsamen sich
- Regenerationskraft der Zellen erhöht sich
- Ausleitung und Abtransport von Schadstoffen und Zellgiften nimmt an Fahrt auf

- Schmerzempfindlichkeit verringert sich
- Muskulatur entspannt sich
- Beweglichkeit nimmt zu
- Durchblutung und Sauerstoffversorgung der Zellen verbessern sich
- Entgiftungsfunktion der Leber stabilisiert sich
- Gichtrisiko sinkt
- Risiko für chronische Stoffwechselerkrankungen sinkt
- Entzündungsprozesse lassen nach

Säure-Killer-Bereich Essen und Trinken

Viele Beschwerden haben ihren Ursprung in einer säurereichen Kost, einem Zuviel an tierischem Protein, Fett, Weißmehl, Zucker und stark verarbeiteten Fertigprodukten. Die gute Nachricht: Sie können dies durch eine basenreiche Ernährung wieder nachhaltig ausgleichen. Deshalb steht der Bereich Essen und Trinken ganz oben auf der Liste bei den 50 Säure-Killern. Bei den einzelnen Tipps finden Sie viele Anregungen und Hinweise zur Umsetzung für eine gesunde Ernährungsweise.

Ein gestörter Säure-Basen-Haushalt beeinträchtigt unser gesamtes Befinden, den Stoffwechsel und jede einzelne Körperzelle. Umso wichtiger ist es deshalb, mit guter Ernährung eine stabile Säure-Basen-Balance herzustellen. Idealerweise stehen auf Ihrem Speiseplan 80 % basische und neutrale Lebensmittel.

Stark basisch:

- Gemüse, z. B. Karotten, Fenchel, Spinat, Brokkoli, Kohlrabi, Blumenkohl, Grünkohl, Frühlingszwiebeln, Radieschen, Mangold, Sellerie, Zucchini, Topinambur
- frische Kräuter wie Petersilie, Schnittlauch, Basilikum, Dill
- frische Sprossen
- Ingwer, Meerrettich
- Avocado
- Kartoffeln, v. a. Pellkartoffeln, Süßkartoffeln
- Basenbrühe und Basensuppe
- Salate mit Bitterstoffen wie Endivie, Artischocke, Chicorée, Radicchio, Rucola, Feldsalat
- frisches, reifes Obst, z. B. Himbeeren, Johannisbeeren, Birnen, Bananen, Kirschen
- frische Gemüse- und Obstsäfte, z. B. Karottensaft, Tomatensaft, Apfelsaft
- Sojabohnen, Maronen
- Trockenfrüchte wie Feigen, Rosinen, Aprikosen
- Mandeln, Haselnüsse, Sesam

Leicht basisch oder neutral:

- Naturjoghurt, Molke, Kefir, Buttermilch, Frischkäse
- pflanzliche Öle wie Olivenöl, Sonnenblumenöl, Leinöl
- Spargel, Zwiebeln, Pilze, Gurken, Oliven, Erbsen, Eisbergsalat, Paprika
- Zitronen, Orangen, Wassermelonen
- Apfelessig, Balsamico-Essig
- Tofu
- Honig

KILLER-TIPP

Reichlich Flüssigkeiten wie Wasser, Kräutertee und stark verdünnte Saftschorlen helfen, den Körper durchzuspülen und Stoffwechselprodukte auszuleiten, die bei Bewegung verstärkt freigesetzt werden. Wichtige basische Mineralien wie Kalzium, Magnesium und Kalium lassen sich gut über entsprechende Mineralwässer zuführen. Um die Kalium- und Magnesiumspeicher aufzufüllen, sind Bananen und getrocknete Aprikosen geeignet, die auch Sportler vor ihren Aktivitäten gerne essen.

- Buchweizen
- stilles Wasser, Kräutertee

Schwach sauer:
- frische Milch, saure Sahne, frische Sahne, Butter
- Vollkornprodukte
- Hülsenfrüchte, Mais, Reis
- Knäckebrot, Brot
- Bitterschokolade

Stark sauer:
- Fleischbrühe
- Innereien
- Fleisch, Wurst, Speck, Schmalz
- Meeresfrüchte
- Fisch

- Eier, Eiernudeln
- Käse (je länger gereift, desto säurelastiger)
- Pommes frites
- Süßigkeiten
- Limonaden, Light-Getränke
- einfache Kohlenhydrate wie in Zucker und Weißmehl
- Konserven (Ausnahmen: Tomatenmark und Meerrettich ohne weitere Zusätze)
- Nikotin

Säure-Killer-Bereich Bewegung und Entspannung

Nahezu ebenso wichtig wie eine ausgewogene Ernährung ist die Bewegung. Sie trägt dazu bei, dass der Säureabbau im Gewebe aktiviert wird, damit unerwünschte Stoffe schneller ausgeschieden und flüchtige Säuren schnell abgeatmet werden. Etwa dreimal pro Woche sollten Sie sich aufschwingen und beispielsweise eine halbe Stunde Rad fahren, Joggen, Walken oder Schwimmen. Oder vielleicht möchten Sie lieber Gärtnern, das entspannt gleichzeitig. Die Bewegungsart sollte Ihnen vor allem Spaß machen und unkompliziert sein. Und dass man jede Möglichkeit im Alltag zur Bewegung nutzen soll – Treppe statt Lift – wissen wir alle. Einmal pro Tag sollten Sie mindestens ins Schwitzen geraten. Die Schweißdrüsen sind effektive Ausleitungsventile für Säuren und Stoffwechselendprodukte.

Lassen Sie auch die Entspannung nicht zu kurz kommen, denn ein Lebensstil mit einer Balance zwischen Aktivität und Erholung hilft Ihrem Körper beim Kampf gegen die schädliche Übersäuerung. In diesem Buch finden Sie viele Tipps, wie Sie im hektischen Alltag Momente der Entspannung finden können und säuernden Stress besser in den Griff bekommen.

Säure-Killer-Bereich Bäder, Massagen und Wickel

Weil die Haut entgiftet und entsäuert, wird sie auch oft als »dritte Niere« bezeichnet. Mit Sauna, Massagen, Bädern und Wickeln regen Sie die Durchblutung der Haut und das Lymphsystem an – ein wichtiger Schritt zur Harmonisierung des Säure-Basen-Haushaltes. Die Entgiftung über die Haut kommt auch bei körperlicher Bewegung und Sport zum Einsatz.

KILLER-TIPP

Aktuelle medizinische Untersuchungen zeigen, dass sich noch in jedem Lebensalter der Start für regelmäßige Bewegung und Sport für Stoffwechsel, Gelenke und Muskelkraft auszahlt – auch wenn man vorher ein Bewegungsmuffel war. Also besser spät als nie!

Sich schnell besser fühlen – weil es so einfach ist

Die Säure-Basen-Balance im Körper wiederherzustellen, dauert naturgemäß seine Zeit. Dennoch erreicht man mit einer basischen Ernährung und kleinen Änderungen des Lebensstils relativ schnell einen Zustand des Wohlbefindens, den Sie vielleicht lange nicht mehr gespürt haben. Wie rasch eine positive Veränderung eintritt, hängt von der Intensität der Maßnahmen ab, die Sie in diesem Buch individuell wählen können: Das Spektrum reicht von kleinen Tipps, die Sie in Ihren Alltag integrieren, bis hin zum basischen Notfall-Tag (Seite 74).

Konzentrieren Sie sich ganz auf Ihr Essen

Viele Menschen widmen ihren Mahlzeiten wenig Aufmerksamkeit und essen zu schnell. Von dem bekannten österreichischen Ernährungsarzt Franz Xaver Mayr (1876–1965) stammt die nach seinem Namen benannte Kur, bei der jeder Bissen vierzigmal gekaut und eingespeichelt wird. Ganz so oft muss es nicht sein, aber gründliches Kauen verbessert die Aufschlüsselung der Nahrung. Konzentrieren Sie sich daher bei den Mahlzeiten ganz auf das Essen. Essen Sie nicht zwischendurch und machen Sie gleichzeitig keine anderen Dinge wie z. B. fernsehen oder lesen.

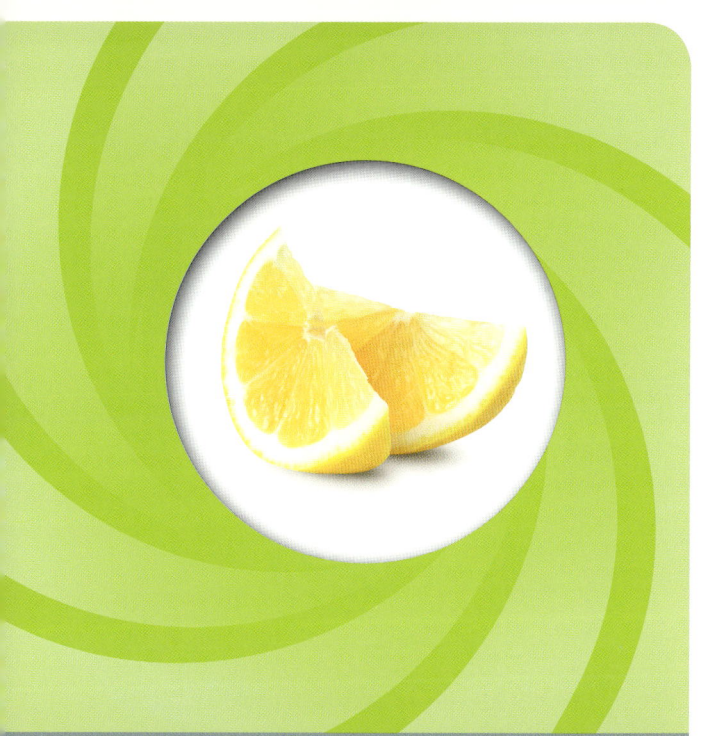

Die 50 besten
Säure-Killer

Bye, bye, Säuren

Sie wollen nur etwas entsäuern und entgiften?
Oder mal wieder einen »Großputz« machen? Die
50 besten Säure-Killer unterstützen Sie dabei.

1 Die 80-zu-20-Regel

Die 80-zu-20-Quote gehört zu den Grundregeln der
basischen Ernährung. Sie besagt, dass 80 % unserer
täglichen Ernährung aus Basenspendern (basenbil-
dende Lebensmittel) bestehen und nur 20 % säurelastige Nahrungsmittel sein sollten. Das ist gar nicht

KILLER-TIPP

Bei Hollywood-Stars ist die sogenannte Alka-
line-Diät sehr beliebt. Sie sorgt für einen ausgeglichenen Säure-Basen-Haushalt und beruht,
wie die hier im Buch beschriebene basen-
überschüssige Ernährung, auf 80 % basischen
Lebensmitteln.

so schwer. Achten Sie als Erstes darauf, dass in einer Mahlzeit nicht mehrere starke Säurebildner gleichzeitig auf den Teller kommen. Ein Beispiel: statt Knödel mit Fleisch besser Kartoffeln mit Fleisch plus eine große Portion Salat und Gemüse.

2 Trinken Sie sich basisch

Es ist so einfach wie wichtig: Trinken Sie jeden Tag etwa 2–3 Liter basische Flüssigkeit (abhängig von Statur und Körpergewicht). Denn nur mit ausreichend Flüssigkeit hat der Organismus die Möglichkeit, überschüssige Säuren und Stoffwechselendprodukte auszuschwemmen.

Der Zustand des Stoffwechsels und des Gewebes hängt neben der basischen Mineralstoffsituation auch

> ### KILLER-TIPP
>
> Mit zunehmendem Alter nimmt das Durstgefühl ab. Daher am besten morgens bereits eine Thermoskanne mit Tee kochen, Ingwerwasser oder zwei Flaschen stilles Wasser in Sichtweite bereitstellen und tagsüber in regelmäßigen Abständen trinken.

davon ab, wie viel Flüssigkeit regelmäßig dem Körper zugeführt wird. Die richtige und ausreichende Flüssigkeitsmenge durchspült Gewebe und Zellen, unterstützt den Abtransport und die Ausscheidung von Säuren.

3 Summen Sie jeden Tag Ihre Lieblingssongs

Zugegeben, die Empfehlung klingt erst mal ziemlich merkwürdig, aber Summen hilft tatsächlich bei einer latenten Übersäuerung. Gerade wenn wir unter Anspannung oder Stress stehen, wird unsere Atmung oberflächlicher und Säuren bleiben liegen.

Das Summen verlängert auf einfache Weise das Ausatmen und fördert damit die Ausleitung von Säuren. Summen Sie einfach in einem ruhigen Moment Ihre Lieblingssongs oder Melodien, die Ihnen gerade einfallen. Sie sind selten allein? Kein Problem! Selbst das geräuschlose Summen – also wenn Sie es sich nur vorstellen – verlangsamt Ihre Atmung.

4 Auf die richtigen Getränke kommt es an

Mindestens zwei Liter Flüssigkeit täglich sind wichtig, damit die basischen Mineralien an ihre Wirkungsstätte gelangen können. Stilles Wasser und Kräutertee sind als Durstlöscher besonders geeignet. Auch wenn Kaffee, schwarzer und grüner Tee mittlerweile in der Flüssigkeitsbilanz wie jedes andere Getränk behandelt werden dürfen, denken Sie daran, dass sie doch in erster Linie Genussmittel sind. Genießen Sie sie daher nur in Maßen. Meiden Sie außerdem für einen ausgeglichenen Säure-Basen-Haushalt Limonaden, Alkohol, hoch konzentrierte Säfte, mit Zuckerzusätzen versehene Nektare und Energydrinks.

Basische Getränke sind:
- stilles Wasser (ohne Kohlensäure)
- Quellwasser mit einem Spritzer frischem Limetten- oder Zitronensaft
- (ungesüßter) Kräutertee
- Ingwerwasser und Ingwertrunk (Seite 28)
- frische Gemüsesäfte
- stark verdünnte Fruchtsaftschorlen
- Basenbrühe (Seite 43)
- heißes Wasser (etwa 10 Minuten köcheln lassen, mehrmals am Tag in kleinen Schlucken trinken)

5 Basische Toppings

Ihre Familie und Sie lieben Brot, Nudeln und gelegentlich auch Convenience-Produkte, also stark verarbeitete Lebensmittel? Keine Angst, die werden auch in Zukunft nicht gestrichen. Sorgen Sie einfach für eine Aufwertung der Basenbilanz mit Toppings wie frischen Sprossen und Kräutern. Streuen Sie auf Ihr Schinkenbrot großzügig eine Handvoll gehackte Kräuter (z. B. Kresse, Schnittlauch) oder Sprossen. Das liefert Basen und Vitamine, die dem Gericht sonst fehlen.

Kräuter und Sprossen können Sie leicht zu Hause ziehen: Kräutertöpfchen auf der Fensterbank oder Sprossen in speziellen Keimgläsern. Ob Kresse, Rettich, Alfalfa, Sesamsamen oder Buchweizen, sie bereichern das Essen mit Kalium, Magnesium, B-Vitaminen, Kalzium und Eisen. Und das Beste ist: Der Gehalt der basischen Mineralien vervielfacht sich sogar während des Keimens.

KILLER-TIPP

Verwenden Sie statt einfachem Kochsalz besser Meersalz. Denn Meersalz enthält noch basische Mineralien und Spurenelemente. Verwenden Sie Salz sparsam und geben Sie Ihrem Essen lieber mit weiteren basischen Gewürzen und frischen Kräutern mehr Pfiff.

6 Mit Schärfe entsäuern

Scharf und basisch – das passt! Zur Entsäuerung und für die Regulation des Säure-Basen-Haushalts schätzt man die intensive Wirkung scharfer Gewürze und Kräuter. Sie heizen den Säuren ein, aktivieren den Stoffwechsel und befreien den Körper von belastenden Stoffen aus dem Säurehaushalt. Am schärfsten sind Chilischoten, sie enthalten Capsaicin. Chilipulver und Chiliflocken entstehen durch das Vermahlen der Schoten und sind ein guter Ersatz für frische Schoten. Eine winzige Menge in basischen Rezepten (z. B. Basenbrühe) steigert nachgewiesenermaßen die metabolische Aktivität und die Basenkraft.

Galgant, der europäische Ingwer, besitzt eine feine Schärfe. Er wertet – meist in Form von Galgantpulver – basische Gemüsegerichte auf und neutralisiert Säuren, ebenso wie die frische Ingwerwurzel. Um die Entsäuerung und gleichzeitig das Abwehrsystem anzukurbeln, können Sie Ingwer auch gerne für basische Getränke wie Ingwerwasser oder den fernöstlichen Ingwertrunk verwenden. Alternativ geben Sie 1 TL grob geriebenen Meerrettich in ein Glas stilles Wasser.

Die scharf schmeckenden Wurzeln des frischen Meerrettichs werden in sehr feine Scheiben geschnitten oder gerieben. Meerrettich enthält viel Vitamin C und wirkt antimikrobiell. Deshalb wird er in der Naturmedizin auch gerne bei Infekten eingesetzt.

Ingwerwasser für die Säureausscheidung

Für 1 Liter
⊘ 20 Min.

1 l Wasser • 2–3 Scheiben Ingwer

● Das Wasser aufkochen und die Ingwer-Scheiben dazugeben, in eine Thermoskanne füllen und 15 Minuten ziehen lassen.

Ingwertrunk für das Immunsystem

Für 1 Liter
⊘ 10 Min.

1 kleines Stückchen Ingwer • Saft von 1 Zitrone •
1 Tasse Wasser • Honig zum Abschmecken

● 1 TL frisch geraspelte Ingwerwurzel mit dem Zitronensaft und einer Tasse Wasser erhitzen, mit etwas Honig abschmecken und in kleinen Schlucken trinken.

7 Heizen Sie sich richtig ein

Schwitzen in der Sauna heizt die Entsäuerung richtig an. Wenn es keine medizinischen Einwände oder Unverträglichkeiten gibt, ist der wöchentliche Saunabesuch eine angenehme Art, zu entspannen, zu entgiften und Säuren abzuleiten. Die Abkühlung nach dem Saunagang und die anschließende Bewegung an der frischen Luft mit tiefem Durchatmen verstärken den positiven Effekt.

⌐ KILLER-TIPP

Auch Schüßler-Salze können helfen, Ihren Säure-Basen-Haushalt schonend in Balance zu bringen. Als das Entsäuerungssalz schlechthin gilt Nr. 9 Natrium phosphoricum. Es besitzt die Fähigkeit, überschüssige Säuren zu binden und zu neutralisieren. Ebenfalls zuständig für den Säure-Basen-Haushalt ist Nr. 8 Natrium chloratum, das die Flüssigkeitsaufnahme und -abgabe in Bindegewebe und Zellen regelt.

Ideal ist es, wenn Sie den Saunabesuch mit Schwimmen kombinieren. Füllen Sie anschließend Ihre Basendepots mit magnesiumreichen Mineralwässern und Basen-Boostern (Seite 60) auf. Das Dampfbad ist eine schonendere Alternative zum Saunabesuch.

8 Entdecken Sie den Kombi-Trick

Viele Beschwerden, die durch eine Übersäuerung hervorgerufen werden, lassen sich schon allein dadurch positiv beeinflussen, dass Sie die Gerichte klug kombinieren, z. B. Fisch (säuernd) mit Gemüse und Salat (doppelt basisch).

Wer auf einen ausgeglichenen Säure-Basen-Haushalt achten möchte, braucht eigentlich auf nicht viel zu verzichten. Der Feiertagsbraten darf auch weiterhin auf den Tisch, wenn Sie dazu Gemüse statt Knödel wählen. Fisch mit Kartoffeln, frischen Kräutern und Salat ist eine schöne basische Variante. Auch Pasta braucht nicht verdammt zu werden. Wie wäre es mit einer kleineren Portion und dazu ein leckerer Salat mit Kresse und Sprossen? Wer will, trinkt am gleichen Tag noch eine Gemüsebrühe, um noch mehr Basen aufzufüllen.

Säuren sind nicht generell etwas Schlechtes – ganz im Gegenteil. Viele Säurebildner wie Getreide, Hülsenfrüchte oder Fisch enthalten wichtige Nährstoffe für den Organismus. Es ist also alles eine Frage der Kombination.

9 Basenfreunde – Basenfeinde

Für die Säure-Basen-Balance lässt sich auf vielerlei Weise etwas tun. Neben einer basenreichen Ernährung gibt es weitere effektive Möglichkeiten, die Entsäuerung anzuregen. Bauen Sie die Basenfreunde der nachfolgenden Tabelle in Ihren Alltag ein und gehen Sie so oft wie möglich den Basenfeinden aus dem Weg.

Basenfreunde	Basenfeinde
Entspannung	Stress
ausreichend Schlaf (zur Regeneration von Zellen und Gewebe)	Schlafmangel

Basenfreunde	Basenfeinde
Bewegung (für Durchblutung und Säureabbau)	Rauchen, Alkohol
ausreichend Flüssigkeit	Flüssigkeitsmangel, zu viel Kaffee
leicht alkalische Produkte zur Hautreinigung (pH-Wert 5,5), um den Säureschutzmantel zu bewahren	herkömmliche Seifen und Duschgels (pH-Wert 9–10), die den Schutz der Haut schwächen

10 Säuren einfach wegbewegen

Bewegung hat einen direkten Einfluss auf die Säure-Basen-Balance, denn sie verbessert die Durchblutung von Muskeln und Organen, regt den Lymphfluss an und beschleunigt den Abtransport von Säuren. Außerdem sorgt regelmäßige Bewegung für den Abbau von belastenden Stresshormonen.

Bewegen Sie sich viel unter freiem Himmel, so tanken Sie Sonne und regen die körpereigene Vitamin-D-Pro-

KILLER-TIPP

Körperliche Bewegung fördert die Säureausscheidung und verbessert die Sauerstoffversorgung. Nutzen Sie daher im Alltag jede Möglichkeit zur Bewegung, steigen Sie Treppen, statt den Fahrstuhl zu nehmen. Lassen Sie Ihr Auto öfter mal stehen und gehen Sie zu Fuß oder fahren mit dem Fahrrad.

duktion an. Suchen Sie sich eine Bewegungsform aus, die Ihnen Spaß macht. Ob Gärtnern, Radfahren, Schwimmen, Aquajogging oder Nordic Walking – alle Sportarten aktivieren die Ableitung von Säuren aus dem Gewebe und verbessern die Aufnahme von basischen Mineralstoffen.

11 Basenkraft für Nervenbündel

Nerven wie Drahtseile – wer hätte die nicht gerne? Stress und wachsende Anforderungen, Doppelbelastungen durch Familie und Beruf, viele Menschen leiden unter der Hektik des Alltags. Bei dieser permanenten Anspannung liegt auf Stoffwechselebene meist eine Übersäuerung vor, die durch den Stress immer weiter verstärkt wird. Ein Kreislauf entsteht, denn Säuren ziehen runter, auch mental und psychisch.

Bauen Sie daher reichlich Basenbildner für neue Energie in Ihre Ernährung ein und lassen Sie sich nicht runterziehen! Entsäuerungstage mit viel frischem Obst, Gemüse und Basenbrühe sind empfehlenswert. Bananen, Buttermilch und Weizenkeime enthalten Lecithin und steigern die geistige Leistungsfähigkeit. Ebenso günstig sind grünes Blattgemüse und Avocados. Basische Bitterstoffe (Seite 52) wirken aktivierend und tonisierend. Gewürze wie Zimt, Nelken, Kardamom und Ingwer wecken die Lebensgeister.

Als nervenstärkend gelten übrigens auch die B-Vitamine. Führen Sie ausreichend Vitamin B_3 (Niacin), B_6

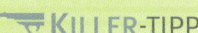 **KILLER-TIPP**

Wenn Säuren an den Nerven zerren, ist es Zeit für eine basenreiche Ernährung, die schonend entsäuert und neue Kraft gibt. Meiden Sie in dieser Zeit Fast Food und Leberkässemmeln, die den Rest an Energie rauben, der noch vorhanden ist.

(Pyridoxin) und B_{12} (Cobalamin) zu. Vitamin B_{12}, wie Sie es z. B. auch in milchsauer vergorenem Gemüse und Algenpräparaten finden, beeinflusst zudem den Energiestoffwechsel.

12 Basische Rubbelkuren

Regelmäßige Peelings sorgen für eine feinporige und frische Haut. Das sieht nicht nur gut aus, sondern regt auch die Durchblutung an – und damit die Freigabe von Säuren und anderen belastenden Stoffen. Ist die Haut gereinigt, kann sie umso besser ihre Ausscheidungsfunktion wahrnehmen. Besonders im Winterhalbjahr, wenn wir dicke Kleidung tragen und die Haut wenig Sonnenlicht abbekommt, wird sie schlechter durchblutet und neigt zu Trockenheit. Ein Körperpeeling und die anschließende Pflege mit einer Lotion versöhnen Ihre Haut wieder. Das folgende Rezept zum Selbermachen ist für alle Hauttypen geeignet, besonders trockene Haut profitiert davon.

Körperpeeling

Für 1 Anwendung
⊘ 1 Min.

1 Handvoll Meersalz • Mandelöl

● Eine Handvoll Meersalz mit so viel basischem Mandelöl mischen, bis eine dicke Paste entsteht. Nach dem Duschen auf die feuchte Haut geben, sanft abreiben und anschließend gut abspülen.

Basische Gesichtsreinigung geht ganz einfach mit einer Zitronen-Buttermilch.

Basische Gesichtsreinigung mit Zitronen-Buttermilch

Für 3–4 Anwendungen
⊘ 3–5 Min.

100 ml Buttermilch • 1 EL frisch gepresster Zitronensaft • 1 EL Honig

● Alle Zutaten gut mit dem Schneebesen vermischen, in eine saubere Flasche füllen und im Kühlschrank aufbewahren (ca. 3 Tage haltbar). Mit einem Wattepad auf Gesicht und Hals auftragen.

13 Basen auf Vorrat

Wer berufstätig ist oder wenig Zeit zum Kochen hat, sollte sich einen Vorrat an basischen Suppen zulegen

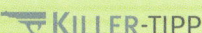
KILLER-TIPP

Ein wechselnder Vorrat an frischen Salatsaucen für 2–3 Tage im Kühlschrank macht die rasche Zubereitung eines leckeren Salates zu einem Kinderspiel.

und portionsweise einfrieren. Übrigens sind Tiefkühlgemüse und Tiefkühlobst hinsichtlich des Gehalts an Vitaminen und Basen-Mineralstoffen besser als ihr Ruf. Als Vorrat aber bitte nur »reine« Produkte kaufen, also kein Gemüse mit einer Sauce oder Rahmgemüse. Diese enthalten oft Zusatzstoffe, säuerndes Fett oder Zucker.

14 Den Säure-Basen-Haushalt messen

Die einfachste und günstigste Methode zur Messung ist die Bestimmung des Urin-pH-Wertes. Dieser wird stark durch unsere Ernährung beeinflusst. Mit Indikatorstreifen aus der Apotheke kann man selbst mehrmals am Tag den Urin untersuchen. Am Morgen werden sehr viele Säuren ausgeschieden, sodass der pH-Wert zu diesem Zeitpunkt im sauren Bereich liegt, d. h. unter 7 (= neutral). Fleischreiche Ernährung verschiebt den Urin weiter in den sauren Bereich, viel Gemüse und Obst hingegen mehr in den basischen Bereich. Es ist sinnvoll, die Untersuchungen

> **🔫 KILLER-TIPP**
>
> Gönnen Sie sich hin und wieder eine Massage.
> Sie löst Säureblockaden und regt die Ausschei-
> dung von belastenden Stoffen an. Ebenfalls wirk-
> sam und gut zur Aktivierung des Lymphsystems
> geeignet sind Bürstenmassagen, die Sie leicht
> selbst zu Hause durchführen können.

mit den Teststreifen über mehrere Tage durchzufüh-
ren, wenn möglich bis zu siebenmal am Tag (jeweils
ca. eine Stunde vor und nach dem Essen und vor dem
Zubettgehen).

Diese Messungen liefern allerdings nur grobe Hinweise über die Ausscheidung von Säuren und sagen
noch nicht viel über den Säurezustand im Bindegewebe aus. Aufwendigere und kostspieligere Untersuchungen bieten Heilpraktiker und manche Ärzte an.
Dazu gehört beispielsweise die Untersuchung der Puf-
ferkapazitäten im Blut. Sie soll Auskunft über den
Säurezustand der Zellen und des Gewebes liefern. Ob
die Untersuchung für Sie sinnvoll sein könnte, klären
Sie am besten in einem Arztgespräch.

15 Säuren einfach abatmen

Beim Gasaustausch in der Lunge wird Sauerstoff aufgenommen und Kohlendioxid an die Außenwelt ab-

gegeben (Kohlendioxid im Wasser gebunden = Kohlensäure). Bei Menschen, die nicht tief genug oder zu hastig und oberflächlich atmen, kann es leicht passieren, dass nicht nur zu wenig Säure abgeatmet wird. Es verbleiben auch andere belastende Stoffe wie etwa Ammoniak vermehrt im Körper. Durch ruhiges, tiefes Einatmen in den Bauch (legen Sie dabei Ihre Hände rechts und links neben den Bauchnabel) und längeres Ausatmen werden flüchtige Säuren ausgeschieden.

Nutzen Sie jede Gelegenheit, um durch bewusste Atmung belastende Säuren einfach loszuwerden – am besten an der frischen Luft und in Verbindung mit Bewegung (Seite 31). Machen Sie sich ein abendliches Ritual zu eigen: Stellen Sie sich vor dem Schlafengehen fünf Minuten an das geöffnete Fenster und strecken Sie sich bewusst von Kopf bis Fuß. Gähnen Sie dabei und atmen Sie tief durch.

16 Entdecken Sie versteckte Säuren

Es ist ganz normal und sogar lebenswichtig, dass im Körper durch verschiedene Stoffwechselprozesse ständig Säuren entstehen, die von einem gesunden Organismus schnell und gefahrlos abgebaut werden. Zusätzliche Säurebelastungen entstehen durch unausgewogene Ernährung, Medikamente, Bewegungsmangel und stressigen Lebensstil. Doch woher stammen diese Säuren genau? Die nachfolgende Tabelle hat die Antworten parat.

Woher die Säuren im Körper stammen.

Säuren im Körper	Woher sie kommen
Harnsäure	durch den normalen Abbau körpereigener Zellen, purinreiche Ernährung (Fleisch, Alkohol)
Kohlensäure	entsteht bei der Atmung, Abbauprodukt der Energiegewinnung im Körper
Gärungssäuren	entstehen durch den Abbau von Zucker durch Bakterien oder Pilze im Dickdarm als Folge von säurelastiger Ernährung, gestörte Darmflora
Milchsäure	Sport und Muskelarbeit
Arachidonsäure	Ernährung (rotes Fleisch, Wurst, Innereien, fettreicher Käse)
phosphathaltige Säuren	Zusatzstoff in Schmelzkäse, Cola-Getränken, Fleisch- und Wurstwaren
schwefelhaltige Säuren	Zusatzstoff in Wein, Trockenfrüchten und Kartoffelerzeugnissen

17 Basisch im Schlaf

Ach, wenn es doch immer so einfach wäre! Auch durch Nichtstun kann man Säuren abbauen. Das gilt für Schlafen, Erholung und Entspannung. Während wir scheinbar ruhig schlafen, leistet unser Körper Schwerstarbeit in Sachen Reinigung und Entgiftung, Säureabbau, Stoffwechseltätigkeit und Regeneration.

Entspannungs- und Erholungsphasen braucht der Körper dringend, um Stresshormone wie etwa Adrenalin abzubauen, die vom Sympathikus (zuständig für Leistung und Aktivität) produziert werden. In ruhigen

Phasen tritt der Gegenspieler, der Parasympathikus, auf den Plan. Er ist zuständig für Erholung und Regeneration des Körpers.

18 Basen für unterwegs

Bereiten Sie von Gerichten wie der klassischen Basenbrühe oder Basensuppe (Seite 77) großzügige Mengen zu. Viele Gerichte lassen sich schon am Abend für den nächsten Tag vorbereiten. Von der Basenbrühe beispielsweise sollte man immer einen Vorrat im Haus haben. Diese kann man zwischendurch immer mal wieder trinken, um die Basenspeicher aufzutanken, außerdem bildet sie die Grundlage für viele Suppen und Gerichte. Berufstätige können basische Suppen oder Gemüsebrühe in der Thermoskanne mitnehmen. Auf jeden Fall ist es besser, basisches Essen am Arbeitsplatz aufzuwärmen, als unterwegs Fertiggerichte (Convenience Food), die meist stark verarbeitet sind, zu kaufen.

KILLER-TIPP

Werfen Sie beim Einkaufen einen Blick auf die Zutatenliste: Kaufen Sie keine Produkte, die mehr als fünf Inhaltsstoffe enthalten. Ihnen sind oft Zusatzstoffe zugesetzt, die den Säure-Basen-Haushalt und den gesamten Stoffwechsel stark belasten.

19 Basenfood Chia-Samen

Die kleinen, dunklen Wunderkügelchen enthalten reichlich basische Mineralien und Spurenelemente wie Kalzium, Eisen und sind ein wichtiger Lieferant von Omega-3-Fettsäuren und Ballaststoffen. Entdeckt als Nahrungsmittel und Heilmittel wurden die Samen von den Mayas. Das Verhältnis zwischen Gehalt an pflanzlichem Protein und basischen Mineralien ist bei Chia-Samen besonders gut. Außerdem eignen sie sich für eine glutenfreie Ernährung. Eine preisgünstigere Alternative sind Sesam- oder Leinsamen.

20 Ballaststoffe als Säurefänger

Eine ballaststoffreiche Ernährung bindet Säuren und Giftstoffe und fördert deren Ausscheidung. Außerdem sind Ballaststoffe wichtig, weil sie Gallensäuren bin-

KILLER-TIPP

Denken Sie daran, dass Ballaststoffe Wasser im Darm binden. Trinken Sie daher ausreichend, denn Flüssigkeitsmangel soll das Blut »dick« machen und das hat auch Auswirkungen auf den Abtransport von Säuren, die dann im Gewebe liegen bleiben.

den und damit bei der Ausschleusung von Cholesterin helfen.

Auch bei der Darmgesundheit spielen sie eine große Rolle: In neueren Untersuchungen hat man herausgefunden, dass sich die natürlicherweise im Darm lebenden Bakterien, speziell die nützlichen Bifidobakterien, mit einer ballaststoffreichen, säurearmen Ernährung pudelwohl fühlen, was wiederum die Darmflora positiv beeinflusst.

Wer allerdings vorwiegend helles Brot aus Weizenmehl oder Toast isst und gerne Kuchen oder Süßigkeiten nascht, wird sich sehr schwer tun, auf die nötige Menge an Basen und Ballaststoffen zu kommen. Die meisten Menschen denken bei Ballaststoffen an Vollkornbrot, dabei gibt es noch viele andere ballaststoffhaltige Basenquellen:

- Gemüse, besonders Kohlsorten
- Sauerkraut
- Obst, z.B. Himbeeren
- Leinsamen und Flohsamenschalen
- Haferkleie, lecker z.B. mit Naturjoghurt
- Trockenobst wie Aprikosen, Feigen, Rosinen (vorzugsweise ungeschwefelt)
- Nüsse und Samen (Kürbiskerne, Sonnenblumenkerne)

Bei einer Umstellung auf eine ballaststoffreiche Ernährung treten nicht selten Blähungen auf. Sie lassen sich lindern, indem Sie den Gehalt an Ballaststoffen in den Mahlzeiten Woche für Woche steigern.

21 Ein Hoch auf die Basen

Bestimmte Nahrungsmittel haben eine herausragende Stellung in der Säure-Basen-Küche und sollten deshalb besonders oft auf dem Tisch landen. Von den Top 10 der Säuren ist hingegen abzuraten. Die nachfolgende Tabelle gibt Ihnen einen Überblick.

Die 10 besten und schlechtesten Lebensmittel der Säure-Basen-Küche.

Top 10 Basen	Top 10 Säuren
marktfrisches Gemüse wie Wurzelgemüse, Möhren	Innereien
grüne Gemüse und Salate wie Spinat, Kohl, Zucchini, Feldsalat	Fleischbrühe
selbst gemachte Gemüsesuppe und Gemüsebrühe	Speck, Schmalz
Kräuter wie Petersilie, Basilikum	Limonaden, Softdrinks, Energydrinks
Kartoffeln, z. B. Pell- und Bircher-Kartoffeln	Light-Getränke
frische Sprossen und Keimlinge	unreifes Obst und Gemüse
sonnengereifte Früchte	gehärtete Fette
kalt gepresste Pflanzenöle, z. B. Leinöl, Rapsöl, Olivenöl, Walnussöl	schnell verdaubare Kohlenhydrate aus Weißmehl, Zucker und Süßigkeiten
langsam resorbierbare Kohlenhydrate wie in Buchweizen, Trockenobst	frittierte und panierte Speisen
ungesättigte Fettsäuren wie in Leinsamen, Chia-Samen, Nüssen, Mandeln	Konserven

22 Basenbrühe – für alle Fälle

Die klassische Gemüsebrühe gehört für einen gesunden Säure-Basen-Haushalt einfach immer dazu, denn sie dient als Grundlage für viele basische Gerichte. Oder man nimmt die Brühe auch einfach zwischendurch als basisches Getränk zu sich, um Säuren zu neutralisieren bzw. ein säurelastiges Gericht auszugleichen.

Basenbrühe

Für 1½ – 2 Liter
⊙ 45 Min.

ca. 750 g Wurzel- und Knollengemüse der Saison, z. B. Karotten, Knollensellerie, Petersilienwurzel, Fenchel, eine Kartoffel und eine Stange Lauch • 2 Lorbeerblätter • Kräuter nach Belieben, z. B. Liebstöckel, Selleriegrün, Majoran • Meersalz • Muskatnuss • einige Tropfen Leinöl • ggf. frische Sprossen, z. B. Kressesprossen, Alfalfasprossen

● Gemüse putzen, waschen, klein schneiden und mit etwa 1½–2 Liter kaltem Wasser ansetzen. Lorbeerblätter und Kräuter dazugeben, einmal aufkochen und ca. 25 Minuten leise köcheln lassen. Die Brühe durch ein Sieb abseihen, nach Wunsch mit etwas Meersalz, frischen Kräutern, Muskatnuss und einigen Tropfen Leinöl verfeinern.

● Zusätzliche basische Potenzierung: Geben Sie frische Sprossen dazu oder experimentieren Sie mit scharfen Gewürzen (Seite 27), das erhöht ebenso die Basenkraft.

KILLER-TIPP

Kochen Sie von dem Basen-Klassiker gleich einen großen Topf. Die Basenbrühe ist die ideale Basis für weitere Basenrezepte und kann auch zwischendurch zur Auffüllung der Basendepots dienen. Im Kühlschrank ist sie etwa zwei Tage haltbar, erwärmen Sie sie vor dem Verzehr langsam im Wasserbad oder im Topf.

23 Entsäuern auf japanische Art

Die Meeresalge Wakame wird in getrockneter Form zusammen mit Misopaste, frischem Gemüse wie Frühlingszwiebeln und Karotte sowie Tofu zu einer würzigen Brühe verarbeitet, die einen hohen Basenwert besitzt. In Japan entspricht Wakame quasi unserem Suppengemüse. Eine kurze Einweichzeit von etwa 10 Minuten genügt, um Wakame zur Entfaltung zu bringen. Die im Geschmack milde Meeresalge ist sehr reich an Kalzium, Eisen und B-Vitaminen. Zudem enthält Wakame die wertvolle Alginsäure, die Giftstoffe und Schwermetalle bindet und über den Darm zur Ausscheidung bringen kann.

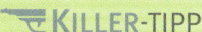

KILLER-TIPP

Zwei weitere Basen-Tipps aus dem Land der auf-
gehenden Sonne sind grüner Tee und Matcha-
Pulver.

Bei Miso handelt es sich um eine milchsauer vergo-
rene Paste aus Sojabohnen. Sie wird in Japan als Sup-
pengrundlage verwendet, ähnlich wie unsere europäische Gemüsebrühe. Wie alle milchsauer vergorenen
Produkte wirkt sich Miso positiv auf die Darmflora
aus und wird basisch verstoffwechselt.

24 Multitalent Entsäuerungstee

Auch Heilpflanzen regen die Säure-Ausscheidung und
den Stoffwechsel an und fördern so die Entgiftung
und Reinigung. Ideal ist der klassische Entsäuerungstee, der zudem den Magen beruhigt. Lasssen Sie ihn
im Kräuterhaus oder der Apotheke mischen (Tipp: Er-
fragen Sie vorher den Preis).

Entsäuerungstee

Für 1 Liter
⊙ 10 Min.

50 g Fenchelsamen • 50 g Kümmelsamen • 50 g Anis-
samen • 30 g Süßholzwurzel

> **KILLER-TIPP**
>
> Was Säuren mit Diäten zu tun haben: Bei einer strengen, kalorienreduzierten Diät oder beim Fasten wird der Körper vorübergehend mit Säuren überschwemmt. In diesen Situationen können Basenpräparate helfen, eine akute Übersäuerung zu verhindern.

● 1 EL der Mischung mit 1 Liter Wasser zum Kochen bringen. Einmal aufkochen und anschließend zugedeckt etwa 5 Minuten ziehen lassen. Abseihen, in eine Thermoskanne abfüllen und über den Tag verteilt trinken.

● Dieser Tee unterstützt kräftig die Entsäuerung und wird deshalb gerne auch im Rahmen von Basen- und Reinigungskuren eingesetzt.

25 Lachen Sie sich basisch

Es geht ganz automatisch: Wenn wir lachen, atmen wir zwangsläufig tiefer, nehmen mehr Sauerstoff auf und geben belastende Säuren ab. Außerdem ist es schwer, sich niedergeschlagen zu fühlen oder sauer zu sein und gleichzeitig zu lachen. Probieren Sie es doch einfach mal aus – Sie werden überrascht sein. Genau deswegen sollten Sie so oft wie möglich lachen und dabei Säuren spielend leicht abatmen. Lachen entspannt überdies das Zwerchfell, löst die Gesichtszüge und regt Stoffwechsel und Immunsystem an.

Es funktioniert übrigens auch, wenn Sie ganz ohne Grund lachen. Dies wird praktiziert beim Lach-Yoga oder der Lachtherapie, es gibt sogar eigene Lachclubs. Versuchen Sie es einfach. Es gilt dabei das Prinzip: Aus dem anfangs willentlichen Lachen wird ein befreiendes Lachen (»Fake it, until you make it«), das für gute Laune und Wohlbefinden sorgt.

26 Säure kann auch ein wichtiger Schutz sein

Nicht immer gilt die Regel, dass ein basischer pH-Wert von Vorteil ist. So bietet beispielsweise der Säureschutzmantel der Haut eine wichtige Schutzbarriere vor Keimen. Der pH-Wert der Haut liegt zwischen 4,0 und 6,5 und ist somit leicht sauer. Eine Säurequelle ist der Schweiß, mit dem Milchsäure freigesetzt wird. Außerdem enthält Talg, der sich auf der Hautoberfläche bildet, natürlicherweise Fettsäuren und Aminosäuren. Im Vaginalbereich ist ebenfalls ein saures Milieu als Abwehrsystem vorteilhaft. Die sogenannten Döderlein-Bakterien wehren mit ihrer Milchsäureproduktion krankheitserregende Bakterien ab.

Für eine gesunde Säure-Basen-Balance sollte man deshalb statt herkömmlicher Seifen und Duschgels besser leicht pH-reduzierte Hautpflegeprodukte verwenden. In einem pH-Bereich von etwa 5,5 fühlt sich die gesunde Hautflora wohl, um störende Einflüsse von außen abzuwehren.

27 Ersetzen Sie starke Säuren

Es gibt keine grundsätzlichen Verbote in der Basenküche. Wenn möglich, sollten Sie starke Säuren, wie in der nachfolgenden Tabelle aufgeführt, jedoch meiden. Insbesondere Lebensmittel wie fette Fleischbrühe, Innereien, Meeresfrüchte und Schmelzkäse beeinträchtigen nicht nur den Säuren-Basen-Haushalt, sondern die Gesamtqualität des Essens. Die folgende Tabelle enthält Alternativen – tauschen Sie Säurefallen einfach damit aus.

KILLER-TIPP

Schon den Azteken war die dunkelgrüne bis braune Avocado bekannt. Im Vergleich zu anderen Früchten ist die Beerenfrucht sehr fettreich. Allerdings handelt es sich dabei um wertvolle einfach und mehrfach ungesättigte Fettsäuren, die den Cholesterinspiegel günstig beeinflussen. Zudem enthalten Avocados viel Kalium, Magnesium und Kupfer, die gut für den Säure-Basen-Haushalt sind. Schnell zubereitet ist ein aus der mexikanischen Küche stammender Avocado-Dip: Fruchtfleisch mit Salz, Pfeffer und etwas Zitronensaft pürieren.

Tauschen Sie Säurefallen einfach aus!

Säurefallen	Alternativen
Fleischbrühe	basische Gemüsebrühe, Basensuppe (Seite 77)
Innereien	Bio-Geflügel
Meeresfrüchte	Meeresfisch
Schmelzkäse	Frischkäse
Erdnüsse	Mandeln
Süßigkeiten	frische Früchte, Trockenfrüchte (ungeschwefelt)
Pommes frites, Chips (Frittiertes)	Pellkartoffeln, Bircher-Kartoffeln (Seite 76)

28 Sauer macht lustig – ein Mythos?

Es entsteht kein Säureüberschuss im Körper, wenn Sie viele Zitronen oder andere Zitrusfrüchte essen. Ob ein Nahrungsmittel im Körper sauer wirkt oder nicht, können wir nicht schmecken. Denn der Geschmack sagt meistens wenig darüber aus, wie das Nahrungsmittel im Organismus verstoffwechselt wird. So schmecken Grapefruits, Sauerkraut und Apfelessig zwar sauer, wirken im Körper aber als Basenspender. Saures kann, wenn bei dessen Abbau für den Basenhaushalt positive Stoffwechselprodukte entstehen, also durchaus für gute Laune und Wohlgefühl sorgen, umgekehrt kann etwas Süßschmeckendes aber auch sauer machen.

29 Der Brotteller

In vielen Lokalen wird meist vor dem Essen ein Körbchen mit leckerem Brot und Butter oder Aufstrich angeboten. Auch wenn es noch so köstlich duftet und knusprig ist, lassen Sie es lieber links liegen. Denn Brot wirkt übersäuernd. Starten Sie lieber mit einem knackigen gemischten Salat, dann haben Sie gleich extra Basenpunkte gesammelt, um das möglicherweise säuernde Hauptgericht im Handumdrehen wieder auszugleichen.

KILLER-TIPP

Eine Alternative zu säuerndem Getreide ist Buchweizen, ein Knöterichgewächs, das als Mehl oder im ganzen Korn zu pikanten und süßen Gerichten verarbeitet werden kann. Der nussig schmeckende Buchweizen ist reich an den basischen Mineralstoffen Kalium, Magnesium und Eisen.

30 Wir sind die Guten!

Lactobazillen – das hört sich gefährlich an, dabei sind sie gut für Säure-Basen-Haushalt, Stoffwechsel, Darm und Immunsystem des Menschen. Milchsäurebakterien wie Lactobazillus acidophilus sind ein Teil der natürlichen Darmflora, wo immerhin 70 % des

KILLER-TIPP

Auch die basischste Nahrung hilft nicht, wenn sie nicht richtig verdaut und verwertet werden kann. So enthält Rohkost viele basische Mineralstoffe und Vitamine, wird aber nicht von jedem gut vertragen. Sanft gegarte Speisen und Zubereitungsmethoden wie Dünsten und Dampfgaren können verträglicher sein.

menschlichen Immunsystems angesiedelt ist. Bei ungünstiger Ernährung oder nach der Einnahme von Antibiotika kann ihre Anzahl im Darm vermindert sein, was wiederum Stoffwechsel und Säure-Basen-Haushalt stören kann.

Auch die organische Milchsäure führt nicht zu einer Übersäuerung im Körper. Es wird zwischen der linksdrehenden und der rechtsdrehenden Milchsäure unterschieden. Unser Körper produziert fast ausschließlich rechtsdrehende Milchsäure, die das natürliche Säure-Basen-Gleichgewicht unterstützt – Milchsäure wird in Lebensmitteln mithilfe von Milchsäurebakterien (Lactobazillen, Bifidobakterien) in Sauermilchprodukten (Joghurt, Molke, Sauerkraut) und milchsauren Gemüsesäften gebildet, die basisch verstoffwechselt werden. Auch spezielle probiotische Joghurts stärken die Darmflora und die Darmgesundheit. Aber aufgepasst: Probiotische Joghurts können zugesetzten Zucker enthalten.

31 Bitter macht basenstark

Noch oft verkannt und doch so wert- und wirkungs-
voll: Bitterstoffe wirken einer Übersäuerung entge-
gen. Sie regen die Bildung von basischen Verdauungs-
säften an, stärken die Leber und wirken sich deshalb
positiv auf die Säuren-Basen-Balance aus.

Lebensmittel mit einem hohen Gehalt an Bitterstoffen sind Chicorée, Rucola, Radicchio, Endiviensalat,
Oliven, Artischocken, frische Kräuter und Wildkräu-
ter wie Löwenzahn, Brennnesselblätter und Brun-
nenkresse. Bittere Gewürze sind Galgant, Ingwer und
Kurkuma.

Bitterstoffe unterstützen nicht nur die Entgiftungsfunktion und Ausscheidung von Säuren, sondern fördern auch die Aufnahme von Eisen und Vitamin B_{12}

KILLER-TIPP

Brokkoli enthält, wie die meisten Kohlgemüse,
sehr viel Magnesium und ist zudem reich an basischen Mineralien und Spurenelementen wie
Kalium, Kalzium, Magnesium, Eisen, Zink, Kupfer und Mangan. Außerdem enthält Brokkoli den
Wirkstoff Sulforaphan, der möglicherweise vor
Krebs schützt und gegen Helicobacter pylori wirken soll.

und helfen deshalb bei Antriebslosigkeit, Konzentrationsschwächen und Müdigkeit.

32 Säurerisiko Sitzen

Stundenlanges Sitzen, das mittlerweile auch als »toxisches Sitzen« bezeichnet wird, ist Gift für den Säure-Basen-Haushalt und den Stoffwechsel, weil Säuren im Körper liegen bleiben – quasi festsitzen – und nur unzureichend weggeschafft werden können.

Wenn Sie eine sitzende Tätigkeit haben: Stehen Sie immer wieder zwischendurch auf, telefonieren Sie im Stehen, gehen Sie umher, schütteln Arme und Beine aus und atmen Sie bewusst, um Säuren loszuwerden. Wenn Sie viel stehen müssen, sei es hinter der Ladentheke oder im Unterricht, dann verlagern Sie immer mal wieder das Gewicht und wippen Sie mit den Füßen.

33 Beim Entsäuerungsbad entgiften

Entsäuern und entgiften können Sie auch intensiv über die Haut. Sie wird auch als »dritte Niere« bezeichnet. Um diesen Vorgang zu unterstützen, sollten Sie sich regelmäßig ein Basenbad gönnen, ein- bis zweimal wöchentlich ist ideal. Lösen Sie dazu 100–150 g basisches Natriumbikarbonat (entspricht etwa einer guten Handvoll) aus der Apotheke oder ein basisches Badesalz im einlaufenden Wasser auf. Der basische Zusatz erhöht den pH-Wert der Haut und regt sie an, vermehrt Säuren auszuscheiden.

Das Badewasser kann so warm sein wie Sie es gut vertragen, vorausgesetzt es liegen keine Herz-Kreislauf-Erkrankungen vor. Während des Badens können Sie die Haut sanft abreiben – so lassen sich die anfallenden Säuren noch besser entfernen. Die optimale Badedauer beträgt 10–20 Minuten. Duschen Sie sich nach dem Bad ab und entspannen Sie anschließend noch etwas.

34 Verwöhnen Sie Ihre Leber

An der Regulation des Säure-Basen-Haushalts ist auch die Leber wesentlich beteiligt, die oftmals durch Alkohol, Rauchen, Stress, Medikamente und ungesundes Essen belastet wird. Ihre »große Entgiftungsfabrik« können Sie mit einer einfachen Maßnahme stärken: Ein feucht-heißer Leberwickel nach dem Essen aktiviert die Leber und unterstützt die Entgiftung und die Ausscheidung von Säuren. Die Stoffwechselendprodukte werden von der Leber in harmlose Stoffe umgewandelt, zu den Nieren transportiert und über den Urin ausgeschieden.

Leberwickel:
- Ein Baumwolltuch oder ein kleines Gästehandtuch in etwa ¼ Liter heißes Wasser tauchen, gut ausdrücken und so warm wie möglich auf die Leber (Rip-

KILLER-TIPP

Machen Sie einen großen Bogen um billiges Fleisch und Wurst. Die Tiere in der Massentierhaltung stehen unter starkem Stress, was zu einer zusätzlichen Übersäuerung des Fleisches beiträgt. Geben Sie Biofleisch und Biowurst den Vorzug. Das ist gut für Ihre Gesundheit und ermöglicht den Tieren ein anständiges Leben.

penbogen rechter Oberbauch) legen. Darüber legen Sie ein Handtuch und anschließend eine Wärmflasche. Der Entgiftungswickel kann so lange liegen bleiben, bis er abgekühlt ist.
• Verstärken lässt sich die Wirkung, wenn Sie dem heißen Wasser 15 Tabletten des entsäuernden Schüßler-Salzes Nr. 6 Kalium sulfuricum dazugeben.
• Die ideale Zeit für den Wickel? Am Wochenende nach dem Mittagessen oder abends im Bett.

35 Abnehmen auf die basische Tour

Sie möchten abnehmen? Dann sind Sie hier richtig, denn mit einem ausbalancierten Säure-Basen-Verhältnis im Körper geht es leichter, sein Gewicht zu regulieren. Zum einen nimmt, wer sich basenreich ernährt, von Haus aus weniger tierisches Fett, Zucker

🔻KILLER-TIPP

Oft wird unterschätzt, wie stark herkömmliche Diäten den Säure-Basen-Stoffwechsel belasten. Denn durch die Reduzierung der Nahrung fehlt es schlichtweg rasch an basischen Mineralien. Doch genau die benötigt der Körper, um freiwerdende Säuren zu neutralisieren. Speziell bei sogenannten Proteindiäten (Eiweißdiäten), die reichlich säuerndes Protein enthalten und zudem vermehrt Ketonsäuren freisetzen, muss die Basenzufuhr erhöht werden.

und belastende Kohlenhydrate zu sich. Mittel- und langfristig purzeln die Pfunde daher meist ohne große Anstrengung. Wer noch dazu jede Woche regelmäßig einen Basentag (Seite 74) einlegt, beschleunigt zusätzlich den positiven Effekt.

Aber noch ein anderer Aspekt spielt eine Rolle: Der Abbau von Säuren macht das Abnehmen leichter, denn ein ausgeglichener Säure-Basen-Haushalt und die Reinigung des Gewebes von Säuren führt zu einer natürlichen Gewichtsregulierung. Der Hintergrund ist folgender: Mit einem ausgeglichenen Stoffwechsel in Verbindung mit Bewegung (aktiver Alltag, Sport), regulieren Sie Ihren Grundumsatz nach oben. Damit wird mehr Energie verbraucht und weniger in Fettreserven des Körpers investiert. Das Abnehmen geht dadurch fast wie von selbst.

36 Heilerde: Heilkraft aus der Natur

Der basische Naturstoff Heilerde ist reich an basischen Mineralstoffen. Er wird zur innerlichen und äußerlichen Anwendung eingesetzt. Sie bekommen ihn im Reformhaus, der Drogerie oder in der Apotheke.

Innerlich hilft Heilerde, wenn Magen und Darm durch übermäßige Aufnahme von säuernden Lebensmitteln und Kohlenhydraten belastet sind. So können Sodbrennen, Blähungen oder Gärungsprozesse Anzeichen einer Säure-Basen-Dysbalance sein. Bei einer leichten Magenübersäuerung legt sich die Heilerde wie eine schützende Schicht über die Schleimhaut, bindet Säuren und puffert die Magensäure. In diesen Fällen hilft die innerliche Einnahme von Heilerde für einige Tage. Sie bindet zudem Säuren, Gase, Bakterien und Toxine im Darm. Lösen Sie 1–2 TL Heilerde in einem Glas mit abgekochtem Wasser auf und trinken Sie sie zweimal täglich. Alternativ können Sie Heilerde auch in Joghurt (vorzugsweise in Bio-Qualität) einrühren oder als Kapseln einnehmen.

Äußerlich verwendet, saugt Heilerde überschüssige Säuren, Fett, Talg, Bakterien und Giftstoffe auf und liefert der Haut im Gegenzug basische Mineralien und Spurenelemente. Im Handel werden mittlerweile sogar Gesichtscreme und Pflegelotion auf Heilerdebasis angeboten. Außerdem reinigt sie als Gesichtsmaske angewendet porentief.

Gesichtsmaske mit Heilerde

Für 1 Anwendung
⊙ 1 Min.

1 EL Heilerde • etwas warmes Wasser

● Die Heilerde mit (wenig) warmem Wasser anrühren, auf das Gesicht auftragen (Augen aussparen) und ca. 15 Minuten einwirken lassen. Bei trockener oder gereizter Haut die Heilerde in das Waschwasser einstreuen, das beruhigt.

37 Entrümpeln Sie Ihr Bindegewebe!

Bei einer Übersäuerung landen alle überschüssigen Säuren und Rückstände, die nicht neutralisiert werden, sozusagen als Sondermüll im Bindegewebe. Die Folge ist eine erhebliche Gewebesäuerung, die wichtige Stoffwechselprozesse stört und verlangsamt. Wenn zu diesem Zustand noch die Veranlagung zu einem schwachen Bindegewebe hinzukommt, kann sich das als Cellulite zeigen.

Die Entsäuerung und Entgiftung des Gewebes ist für einen gesunden Säure-Basen-Haushalt sehr wichtig. Mit einer Kombination aus basenreicher Ernährung, Säurepuffern (stilles Wasser) und Bewegung lässt sich der Gewebezustand merklich verbessern. Hilfreich sind Aprikosen, Kirschen, Kartoffeln und Hafer. Essen Sie jeden Tag frische, reife Früchte der Saison.

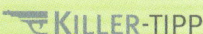

KILLER-TIPP

Trinken Sie basischen Ackerschachtelhalm-Tee, der durch seinen hohen Gehalt an Kieselsäure das Bindegewebe kräftigt. Ergänzen Sie den Tee ggf. mit dem Mineralsalz Nr. 11 Silicea. Nehmen Sie dreimal zwei Tabletten täglich über mehrere Monate.

Das darin enthaltene Vitamin C wird für den Aufbau von Kollagen benötigt, einer wichtigen Stützsubstanz der Haut. Unterstützen Sie Ihr Bindegewebe auch, indem Sie Säuren einfach wegrollen (Seite 66).

38 Lippenherpes basisch behandeln

Untersuchungen zeigen, dass gegen die unangenehmen Lippenbläschen (Herpes labialis) Honig besser hilft als die herkömmlichen antiviralen Cremes. Honig liegt ganz leicht im basischen Bereich. Mit basischen Honigkompressen heilen die Bläschen deutlich schneller ab. Legen Sie dafür viermal täglich für etwa 15 Minuten eine honiggetränkte Kompresse auf die betroffene Stelle auf.

Wenn Sie zu Lippenherpes neigen, sollten Sie argininreiche Nahrungsmittel wie Schokolade, Nüsse und Mais meiden, da sie das Wachstum der Herpesviren fördern. Günstig sind dagegen basische Kartoffeln und Milchprodukte (z. B. Naturjoghurt, Buttermilch, Kefir), die die virusabwehrende Aminosäure Lysin enthalten.

39 Einen Basen-Booster mixen

Mixen Sie morgens und auch einfach mal zwischendurch einen frischen Basen-Booster. Der macht putzmunter und bringt den Säure-Basen-Haushalt einfach ins Gleichgewicht. Ob Smoothie, Obst- oder Gemüsesaft, sie alle liefern schnell eine Extraportion Basen und füllen die Depots. Wählen Sie aus frischen, saisonalen Produkten wie Äpfeln, Birnen, grünem Blattgemüse, Kräutern und Gewürzen und probieren Sie verschiedene Kombinationen aus.

Grüner Basen-Smoothie

Für 1 Glas
⏲ 10 Min.

1 Handvoll frischer Babyspinat • 1 Banane • 1 Birne • 1 daumennagelgroßes Stück Ingwer (geschält) • 150 ml Apfelsaft • 50 ml Wasser

● Zutaten waschen, in einen Mixer geben, mixen und genießen.

Tipp Wer kein frisches Gemüse im Kühlschrank hat, kann auf getrocknete, gemahlene Bio-Rohkost in Form von Spinat, Brokkoli oder Grünkohl aus dem Reformhaus zurückgreifen (pro Smoothie etwa 2 TL).

Säure-Burner

Für 1 Glas
⏲ 10 Min.

3 Karotten • 1 Scheibe Knollensellerie • 1 Apfel • Saft von ½ Limette • Ingwer nach Belieben • magnesiumreiches Mineralwasser

● Gemüse schälen, Apfel waschen, zusammen in den Entsafter geben. Mit Limettensaft und Mineralwasser auffüllen. Bei Bedarf noch etwas frisch geriebenen Ingwer dazugeben.

Basenbombe aus Obst

Für 1 Glas
⏲ 10 Min.

300 g Wassermelone • 125 g Heidelbeeren

● Die geschälte Wassermelone entsaften und mit den Himbeeren mixen.

Basenbombe aus Gemüse

Für 1 Glas
⏲ 15 Min.

1 kleine Knolle Rote Beete • 1 Karotte • 1 Apfel

● Rote Beete und Karotte schälen und zusammen mit einem säurearmen Apfel entsaften.

⋐KILLER-TIPP

Da Kuhmilch viel Kalzium enthält, findet sich immer wieder der Rat, reichlich Milch (bis zu 1 Liter täglich) zu trinken, um sich vor Osteoporose zu schützen. Heute weiß man jedoch, dass zu viel Milch sauer macht. Vorteilhafter sind Sesamsamen, Mandeln und Mandelmilch, Sojaprodukte, Leinsamen und kalziumreiche Mineralwässer.

40 Säureabfangjäger im Mund

Entdecken Sie eine alte Heilmethode gegen Übersäuerung wieder: Das vielerorts in Vergessenheit geratene naturheilkundliche Ölziehen soll den Körper auf einfache Weise entsäuern und entgiften, das Zahnfleisch stärken und den Stoffwechsel entlasten. Es hilft nicht nur dabei, Säuren abzufangen, es hinterlässt auch ein sehr angenehmes Gefühl im Mund.

Spülen Sie mit 1 TL bis 1 EL kalt gepresstem Sonnenblumenöl (unbedingt in Bio-Qualität) morgens vor dem Frühstück den Mund, ziehen Sie es dabei durch die Zähne und hin und her. Durch diesen Vorgang verwandelt sich das gelbe, zähe Öl in eine dünnflüssige und milchig weißliche Flüssigkeit. Nach (frühestens) fünf Minuten kann man das Öl ausspucken. Wegen der enthaltenen Säureabbauprodukte darf das Öl auf keinen Fall hinuntergeschluckt werden. Anschließend den Mund ausspülen und die Zähne ganz normal reinigen. Kurmäßig können Sie das Ölziehen ein bis mehrere Monate lang anwenden.

41 Basenfutter für die Knochen

Auch zur Prävention der Osteoporose (Knochenschwund) lohnt sich eine basische Ernährung. Bereits ab dem 40. Lebensjahr beginnt bei Männern und Frauen ein langsamer, kontinuierlicher Verlust an Knochenmasse. Gelenke und Knochen leiden nicht nur unter mangelnder Bewegung, sondern auch unter zu viel Säure. Vereinfacht heißt es in der Naturheilkunde: »Die Säure frisst den Kalk«. Gemeint ist damit, dass ein übersäuerter Stoffwechsel Kalzium aus den Knochen zieht, um überschüssige Säuren im Körper zu neutralisieren.

Basenüberschüssiges Essen, das sich aus 80 % basischer und 20 % säurelastiger Kost zusammensetzt, stilles Wasser oder Quellwasser, viel Bewegung an der

KILLER-TIPP

Meiden Sie phosphatreiche Lebensmittel wie Schmelzkäse, Fleisch, Wurst (besonders Brühwürste), Cola und Fertiggerichte, da sie die Knochenmineralisation hemmen und die Übersäuerung so richtig in Fahrt bringen.

> ### KILLER-TIPP
>
> Machen Sie ab und zu eine einfache Übung ge-
> gen Stress und damit einhergehende Übersäue-
> rung: Beim Einatmen beide Arme nach oben he-
> ben, Handinnenflächen zeigen zum Boden. Beim
> Ausatmen die Arme kraftvoll nach hinten schwin-
> gen und mit den Knien leicht mitgehen. Lassen
> Sie so den Stress hinter sich.

frischen Luft und der damit einhergehende Abbau von
Stresshormonen sind das Beste, was Sie tun können,
um die Knochen vor Säuren und anderen belastenden
Stoffen zu schützen.

42 Relaxen für die Säure-Basen-Balance

Machen Sie öfter das, was Sie gerne tun möchten.
Dann löst sich der Stress, der Körper entspannt und
dieses Wohlbefinden sorgt für den basischen Ausgleich und eliminiert Säuren. Außerdem profitiert der
Säure-Basen-Haushalt auch von einfachen und leicht
zu erlernenden Entspannungsverfahren wie der pro-
gressiven Muskelentspannung nach Jacobson. Vorteil
des Verfahrens: Sie können es unauffällig unterwegs
anwenden und damit auf akute Situationen, die mit
einem Säureschub einhergehen, reagieren.

Der Aufenthalt und Bewegung an der frischen Luft und in der Sonne haben ebenfalls einen entspannenden Effekt. Das fördert den Abbau von Stresshormonen und die Ausschüttung von Glückshormonen.

43 Basen aus der Tube

Eigentlich sollen ja alle Lebensmittel frisch auf den Tisch kommen. Doch es gibt auch in der Basenküche einige wenige Ausnahmen. Tomatenmark, das Konzentrat aus überreifen, sonnenverwöhnten Tomaten, gehört an oberster Stelle dazu. In ihm steckt so viel von dem basischen roten Schutzstoff Lycopin (Herz-Kreislauf-Schutz, Krebsprävention) wie in riesigen Tomatenbergen. Mit einer Extraportion Tomatenmark (am besten in Bio-Qualität) können Sie die Basenbilanz in einem Gericht ganz einfach aufmöbeln. Auch gegen reinen Meerrettich aus der Tube ist nichts einzuwenden.

KILLER-TIPP

Stellen Sie bei Neigung zu Heißhunger (= Säureattacke) immer einen kleinen Teller mit frischen basischen Gemüse- und Obststückchen bereit, die Ihnen gleich zur Verfügung stehen. So vermeiden Sie den Griff zu säuernden Snacks wie Schokolade oder Brot.

44 Säuren einfach wegrollen

Säuren setzen sich, wenn im Übermaß vorhanden, im Bindegewebe fest und werden dort als belastender »Sondermüll« deponiert. Das verhärtet das Bindegewebe und verklebt die Faszien, das schützende Bindegewebe, das die Muskeln ummantelt. Yoga, Dehnübungen und Seilspringen helfen Ihnen dabei, diesen misslichen Zustand aufzuheben, Säuren frei zu schaufeln und sie der Ausleitung zuzuführen. Noch intensiver wirkt die sogenannte Blackroll, eine spezielle Selbstmassagerolle, die Verspannungen lindert, Bindegewebe lockert und verklebte Faszien löst. Schon das Abrollen der Ober- und Unterschenkel verbessert den Zustand von Faszien und Bindegewebe, löst Blockaden und bringt die Säureausscheidung in Gang.

KILLER-TIPP

Wer keine Blackroll besitzt, massiert stattdessen die Beine notfalls kräftig mit einem Nudelholz.

45 Schaukeln Sie sich in Balance

Säureabbau geht auch auf die sanfte Tour: Essen Sie abwechselnd einen Tag basisch und einen Tag normal (Basen-Schaukel), um Säuren aus dem Gewebe loszueisen. Am Basentag essen Sie ausschließlich reifes

KILLER-TIPP

Das bringt bei Anspannung oder Müdigkeit die Konzentration zurück: Gönnen Sie sich eine Sauerstoffdusche. Reißen Sie das Fenster auf, atmen Sie kräftig Säuren aus und frische Luft ein. Das Gehirn braucht Sauerstoff und frische Energie, um gut zu funktionieren.

Obst, gedünstetes Gemüse, Gemüsesuppe oder Rohkost, frische Kräuter und Bio-Kartoffeln. Sie trinken Tee oder Entsäuerungstee, vormittags geht auch grüner Tee, stilles Wasser ohne Kohlensäure, Gemüsesäfte, stark verdünnte Saftschorlen oder basische Gemüsebrühe (Seite 43). Lassen Sie sich bei Ihrem Basentag auch von den Rezepten im Kapitel »Mein basischer Notfall-Tag« (S. 75–78) inspirieren.

46 Einfach mal locker lassen

Immer mit der Ruhe, denn zwischen Stress und Übersäuerung besteht ein unmittelbarer Zusammenhang. Sind wir im Stressmodus oder schlecht gelaunt, werden im Körper verstärkt Säuren produziert. Wir werden im wortwörtlichen Sinne sauer. In diesem Zustand wird die Atmung unwillkürlich oberflächlicher und schneller. Die Folge ist eine geringere Zufuhr von Sauerstoff und ein unzureichender Gastaustausch in der Lunge.

Wenn Sie kurz innehalten – und sei es nur für eine Atempause – können Sie bereits entsäuern, den Körper lockern und runterfahren. Legen Sie regelmäßig Pausen ein und schaffen Sie sich immer wieder kleine Ruheoasen im Alltag (z. B. die Visualisierung eines schönen Ortes), in denen Sie neue Energien tanken können.

47 Auch Gelenke lieben es basisch

Ein Übermaß an säuernden Produkten wie Fleisch und Wurst ist nicht nur für den Körper insgesamt, sondern auch besonders für die Gelenke ungünstig. Denn viele tierische Lebensmittel enthalten Arachidonsäure, eine Omega-6-Fettsäure, die Entzündungsvorgänge im Gelenk- und Knorpelbereich fördert. Insbesondere Menschen mit entzündlich rheumatischen Erkrankungen wird daher zu einer basisch-vegetarischen oder überwiegend vegetarischen Ernährungsweise geraten.

KILLER-TIPP

Wer akute Gelenkbeschwerden hat, der sollte einige Tage komplett auf Wurst, Fleisch und Eier verzichten. Achten Sie außerdem auf versteckte Fette und bevorzugen Sie fettarme Milchprodukte, da diese nicht nur weniger Fett, sondern damit auch weniger Arachidonsäure enthalten.

Einen besonders hohen Gehalt an der Omega-6-Fettsäure Arachidonsäure haben Top-Säureträger:
- Innereien (z. B. Leber)
- Schweineschmalz
- Leberwurst
- Eier
- Meeresfrüchte.

Auch fetter Seefisch hat einen vergleichsweise hohen Gehalt an Arachidonsäure, allerdings überwiegen die positiven Inhaltsstoffe: Er enthält große Mengen der wertvollen Omega-3-Fettsäuren Eicosapentaensäure und Docosahexaensäure. Mit einer basenreichen, überwiegend vegetarischen Kost lässt sich die Zufuhr der entzündungsfördernden Arachidonsäure reduzieren: So enthalten Gemüse, Obst, Kartoffel oder Sojaprodukte kein einziges Milligramm des Entzündungsförderers.

Hier essen Gelenke gerne mit:
- Gemüse, frische Kräuter, Obst (Vitamin C, Vitamin B)
- pflanzliche Öle wie Leinöl, Olivenöl, Rapsöl, Avocadoöl (Vitamin E, Omega-3-Fettsäuren)
- Mineralwasser, Kräutertee, stark verdünnte Säfte (Kalzium, Magnesium, Kalium)
- Samen und Nüsse (Mineralien, Zink, Spurenelemente, Ballaststoffe, Omega-3-Fettsäuren)
- Milchprodukte wie fettarme Milch, Buttermilch, Kefir (Zink, Selen, Protein)
- Seefisch (günstiges Verhältnis von Omega-6- zu Omega-3-Fettsäuren, Protein, Vitamin D) in Kombination mit Gemüse

> ## KILLER-TIPP
>
> Alles, was verführerisch leicht auf der Zunge zergeht, enthält sehr viel Fett und meist reichlich Säuren. In Fertiggerichten und Fertigsuppen findet sich besonders viel Fett, da es ein wichtiger Geschmacksträger ist. Zu den großen Fett- und Säurefallen gehören Chips und frittierte Speisen wie Pommes oder Donuts sowie Torten und Pralinen.

48 Basen sind bunt

Je farbenfroher Sie essen, desto besser für einen ausgeglichenen Säure-Basen-Haushalt. Denn in basischem Obst und Gemüse stecken wertvolle Pflanzenfarbstoffe wie Polyphenole, Carotine und Flavonoide, die für deren leuchtend bunte Farben sorgen. Buntes Obst und Gemüse sieht also nicht nur optisch gut aus, sondern versorgt Sie auch mit reichlich Vitaminen und basischen Mineralstoffen. Eine hohe Basenkraft haben Beeren, z. B. Himbeeren oder Johannisbeeren. Ihre Inhaltsstoffe unterstützen die Abwehrkräfte und helfen dem Bindegewebe beim Abbau von Säuren.

Essen Sie jeden Tag nach den Ampelfarben Rot, Gelb und Grün. Und die in gelborangen und roten, blauen und violetten Obst- und Gemüsesorten wie Apfel, Paprika, Pflaume und Kirsche vorkommenden Farbstoffe

stärken das Immunsystem und können entzündungs-
hemmend und krebspräventiv wirken.

49 Alkohol frisst basische Mineralien

Gegen ein Glas Bier oder Wein ist nichts einzuwenden, doch zu viel Alkohol stört den Säure-Basen-Haushalt, denn er fördert die Ausscheidung der basischen
Mineralien Magnesium und Kalzium. Für den Abbau
des Alkohols ist vor allem die Leber zuständig. Ein Teil
wird aber auch über Schweiß und Atmung abgegeben.
Alkohol hat eine entwässernde, harntreibende
Wirkung – mit dem Wasser zieht er allerdings auch
die wertvollen Mineralien Kalium, Magnesium und
Kalzium aus dem Körper. Diese Ausschwemmung von
basischen Mineralien ist übrigens nach übermäßiger
Alkoholzufuhr ein wesentlicher Grund für Kopf-
schmerzen oder den Kater am Tag danach. Hoch

KILLER-TIPP

Kochen Sie mit frischen Zutaten und sagen Sie
nein zu Fertigprodukten – Ihre Gesundheit und
Ihr Basenhaushalt werden es Ihnen danken. Je
mehr ein Lebensmittel industriell verarbeitet ist,
desto weniger basische Nährstoffe stecken in der
Regel darin, dafür sind umso mehr Konservie-
rungs- und Zusatzstoffe enthalten.

dosierte basische Mineralien, basische Brühen
(Seite 43) und frische Basen-Booster (Seite 60) oder
lindern die Beschwerden und bringen den Säure-
Basen-Haushalt schneller wieder ins Gleichgewicht.

50 Säurestopp für Naschkatzen

Sind Sie eine Naschkatze? Gegen ein Stückchen Schokolade oder Kuchen hin und wieder ist ja auch nichts
einzuwenden. Doch wer zu oft zugreift, belastet den
Säure-Basen-Haushalt und sollte gegensteuern.

**Mit diesen Tipps halten Sie Ihre innere Naschkatze
im Zaum:**

- Greifen Sie zu basischen Snacks: Natürliche Süße
  ohne Säure liefern sonnengereiftes Obst, Mandeln
  und ungeschwefelte Trockenfrüchte wie Datteln
  und Feigen. Durch Naturjoghurt mit Früchten, Obst-
  salat und frische Beeren sammeln Sie Basenpunkte
  und verlieren mit der Zeit die Lust auf säurelastige
  Süßigkeiten.
- Als Süßungsmittel statt Zucker lieber Stevia, Aga-
  vendicksaft, Melasse oder Apfeldicksaft verwenden.
- Vermeiden Sie Süßstoff, der sich oft in Light- und
  kalorienreduzierten Produkten versteckt. Er kann
  den Appetit anregen und irritiert dadurch den Stoffwechsel.
- Sofort-Tipp bei Heißhunger auf Süßes: Trinken Sie
  ein Glas stilles Wasser mit einem Basenpulver, das
  nimmt die Lust auf Süßes.

- Stellen Sie einen kleinen Teller mit Gemüsestück-chen bereit, der Ihnen gleich zur Verfügung steht, wenn der kleine Hunger Sie überfällt.
- Essen Sie etwa eine halbe Stunde vor der Haupt-mahlzeit Bitterstoffe, z. B. Salat mit Rucola, Radic-chio, Chicorée oder Oliven (Seite 52). Mit der Zeit verlieren Sie den Appetit auf Süßigkeiten.
- Zwischenmahlzeiten können den Blutzuckerspie-gel durcheinanderbringen und Heißhungerattacken auslösen. Essen Sie daher am besten erst wieder, wenn die vorherige Mahlzeit verdaut ist und ein Hungergefühl auftaucht. In der Regel ist das nach etwa vier Stunden der Fall.

KILLER-TIPP

Für den Säure-Basen-Stoffwechsel und die Ver-dauung ist es vorteilhaft, zwischen den einzelnen Mahlzeiten ausreichend lange Pausen von etwa 4–5 Stunden einzulegen. Das entlastet die Ver-dauungsorgane und die Bauchspeicheldrüse. Ernährungsmediziner empfehlen deshalb häufig, auf Zwischenmahlzeiten zu verzichten. Aber nicht jeder Mensch ist gleich und starre Regeln bringen wenig. Finden Sie heraus, wie viele Mahlzeiten pro Tag Ihrem individuellen Stoffwechsel entspre-chen und für Sie sinnvoll sind. Mit diesem Wissen können Sie dann Ihren konstanten Essensrhyth-mus festlegen. Ihr Körper wird es Ihnen danken.

Mein basischer Notfall-Tag

Zu fett gegessen? Zu viel Alkohol getrunken? Sie möchten Ihren Körper entlasten? Dann legen Sie einen basischen Notfall-Tag ein!

Egal, ob es einen triftigen Grund gibt, oder Sie sich einfach mal etwas Gutes tun wollen: Basentage sorgen in jedem Fall für ein harmonisches Gleichgewicht im Organismus und sind eine kleine Erholungspause für den Körper. Ob einmal in der Woche, zweimal im Monat oder mehrmals im Jahr: der basische Notfalltag tut immer gut und Sie zahlen auf Ihr Basenkonto ein.

Nach Herzenslust zugreifen

Dieser basische Notfall-Tag zeigt Ihnen beispielhaft, wie angenehm und leicht Entlastung sein kann. Hunger kommt am basischen Notfalltag übrigens nicht auf, bei Gemüse, Basenbrühe, Kräutern und Obst können Sie nach Herzenslust zugreifen. Sie stecken voller Mineralien, Vitamine und Spurenelemente und sind gleichzeitig äußerst kalorienarm.

100 % basische Speisekarte

Frühstück
Basenbombe Beeren-Smoothie

Für 1 Glas
⊘ 10 Min.

300 g gemischte Beeren (z. B. Erdbeeren, Himbeeren und Blaubeeren) • 100 g Naturjoghurt • 200 g Kefir • etwas Orangensaft • 1 Prise Zimt

● Beeren mit Naturjoghurt und Kefir mixen. Mit etwas Orangensaft und einer Prise Zimt verfeinern. Mit Eiswürfeln kühlen.

Variante Als Alternativen bieten sich der Basen-Booster (Seite 60), gedämpftes Obst oder frisches Obst mit probiotischem Joghurt an.

Vormittagssnack

Für den kleinen Hunger am Vormittag eignen sich Basenbrühe (Seite 43), grüner Tee oder eine Banane.

Mittagessen
Bircher-Kartoffeln

Für 1 Portion
⊘ 60 Min.

3 mittelgroße Bio-Kartoffeln • 3 TL Olivenöl • 1 EL Kümmel • 1 EL Majoran • etwas Kräutersalz

● Kartoffeln waschen und bürsten. Der Länge nach halbieren. Ein Backblech dünn mit Öl bestreichen und den Backofen auf 180° Grad vorheizen.

● Kümmel, Majoran und Kräutersalz mischen, die Schnittfläche der Kartoffeln mit der Hälfte der Mischung bestreuen.

● Kartoffeln mit der Schnittfläche nach unten auf das Blech legen. Schale mehrmals einritzen, mit dem restlichen Öl bestreichen und der Kräutermischung bestreuen.

● Kartoffeln auf der mittleren Schiene im Ofen in 30–40 Minuten garen.

Variante Alternativen sind ein leichtes Gericht wie Pellkartoffeln (350 g) mit Leinöl, gedämpftes Gemüse (z. B. Brokkoli) oder ein gemischter Salat mit

Öl-Zitronen-Dressing. Sie können auch eine Basen-suppe (siehe unten) zubereiten.

Nachmittagssnack
Gemüse-Sticks mit Dip

Für 1 Portion
⏲ 25 Min.

Gemüse nach Belieben (z. B. Karotte, Gurke, Stangen-sellerie oder Paprika) • 100 g saure Sahne • 100 g Natur-joghurt • etwas Schnittlauch, Meersalz und Curry

● Schneiden Sie das Gemüse nach dem Waschen in kleine Stifte und bereiten Sie einen Dip aus saurer Sahne, Joghurt und Schnittlauch zu, den Sie mit Meer-salz und Curry abschmecken.

Auch eine Tasse Basenbrühe oder ein Apfel sind geeig-nete Snacks am Nachmittag.

Abendessen
Basensuppe

Für ½ Liter
⏲ 45 Min.

500 g frisches Gemüse der Saison, gemischt nach Am-pelfarben, z. B. Karotten, Zucchini, rote Paprika • ½ Li-ter basische Gemüsebrühe • 1 Zwiebel • 1 EL Olivenöl • frische Kräuter • 1 Prise Meersalz • Pfeffer • Paprikapul-ver • 1 TL Leinöl

● Gemüse waschen, putzen und in kleine Würfel schneiden. Zwiebel schälen und würfeln. Olivenöl in einem Topf erhitzen und die Zwiebel andünsten. Das Gemüse dazugeben und mit der Gemüsebrühe aufgießen. Zugedeckt köcheln lassen, bis das Gemüse gar ist. Mit Meersalz und reichlich Kräutern, Salz, Pfeffer und Paprikapulver abschmecken. Mit frischer Petersilie und Leinöl verfeinern.

Getränke am Notfall-Tag

Geeignet sind stilles Wasser, Kräutertee, Saftschorlen, frische Säfte und Entsäuerungstee (Seite 45).

Tipps für Basentage

1. Trinken Sie an den Tagen rund um den Notfall-Tag noch etwas mehr als sonst, um die Nieren anzuregen. So werden Harnsäure, schwefel- und phosphathaltige Säuren, Gärungssäuren und Abfallprodukte, die sich bei der intensiven Entsäuerung ansammeln können, ausgespült.
2. Meiden Sie an diesem Tag Alkohol, Kaffee und Süßigkeiten. Wenn Sie schon ein oder zwei Tage vorher langsam beginnen, den Körper zu entlasten, beispielsweise indem Sie tierisches Protein reduzieren, wirkt der Notfall-Tag noch besser.
3. Wer intensiv entsäuern will, macht zusätzlich ein Entsäuerungsbad (Seite 53) und geht raus an die frische Luft.

4. Nach dem Basentag wirkt die Haut schon etwas besser durchblutet, der Körper entspannter. Was spricht dagegen, jede Woche einen solchen Entlastungstag einzulegen?

5. Entscheiden Sie selbst, welche Tage für eine intensivere Entsäuerung infrage kommen. Oft ist der Montag gut geeignet, weil die meisten an diesem Tag nicht so viel vorhaben und der eventuelle Überschuss an sauren Lebensmitteln vom Wochenende gleich wieder ausgeglichen wird.

6. Machen Sie es sich – soweit möglich – an den Basentagen gemütlich und muten Sie sich nicht zu viel zu. Ein Abend zuhause, mit einem Tee und einem Buch auf der Couch, lassen Sie innerlich mehr zur Ruhe kommen. Oder wie wäre es mit einem Spaziergang und einem schönen Entspannungsbad (Seite 53) vor dem Schlafengehen?

Dehnen Sie doch den Basentag mal auf eine Wochenendkur aus oder entsäuern sie mit einer Halbtageskur, bei der Sie bis mittags nur Obst oder nur Gemüsesticks, Basenbrühe und Basensuppe essen.

Viele weitere Rezepte für die Säure-Basen-Balance und Informationen zum Säure-Basen-Haushalt finden Sie in den beiden Büchern »Das Säure-Basen-Kochbuch« und »Der Basen-Doktor«, beide von Maria Lohmann erschienen im TRIAS Verlag.

Ich bin doch nicht sauer, oder?

Ist mein Säure-Basen-Haushalt in Balance oder bin ich übersäuert? Machen Sie ganz einfach den Selbsttest!

Der Selbsttest

Beantworten Sie alle Aussagen der nachfolgenden Tabelle mit »Ja« oder »Nein«.

Wie sauer bin ich wirklich?

	Ja	Nein
Bei mir treten öfter Verdauungsstörungen auf, z. B. saures Aufstoßen, Sodbrennen, Magendrücken, Blähungen oder Verstopfung.	☐	☐
Ich fühle mich oft müde, träge oder kann mich nicht aufraffen.	☐	☐
Ich bin leicht reizbar, schnell schlecht gelaunt, nervös, innerlich angespannt oder gestresst.	☐	☐
Ich und mein Stoffwechsel fahren meistens auf Hochtouren.	☐	☐
Ich kann oft nicht einschlafen oder wache nachts auf.	☐	☐
Ich bin häufig erkältet.	☐	☐

	Ja	Nein
Mein Bindegewebe ist eher schwach (Cellulite, Falten).	☐	☐
Ich habe Hautprobleme (große Hautporen, Mitesser), neige zu trockener oder fetter Haut.	☐	☐
Meine Haare sind spröde und glanzlos.	☐	☐
Ich habe selten Durst und trinke zu wenig.	☐	☐
Ich habe häufig kalte Füße oder Hände.	☐	☐
Ich leide unter Muskelverspannungen und/oder Kopfschmerzen.	☐	☐
Ich habe oder hatte Gallen- oder Nierensteine.	☐	☐
Ich esse jede Woche mindestens einmal Fast Food (Pommes frites, Würstchen, Pizza, Döner) oder Fertiggerichte.	☐	☐
Ich schaffe es nicht, jeden Tag mehrere Portionen Gemüse und Obst zu essen.	☐	☐
Süßigkeiten kann ich nicht widerstehen.	☐	☐
Zwei- bis dreimal pro Woche Bewegung und Sport? Nein, dafür habe ich keine Zeit.	☐	☐
Kaffee, Alkohol, Soft- oder Energydrinks gibt es jeden Tag bei mir.	☐	☐

Auswertung

Je mehr Fragen Sie mit »Ja« beantworten, desto mehr spricht für eine latente Übersäuerung. Wenn Sie bei fünf und mehr Fragen mit »Ja« antworten, ist eine Balancierung des Säure-Basen-Haushalts sinnvoll. Lassen Sie sich aber zuvor von Ihrem Arzt bestätigen, dass keine organische Erkrankung vorliegt.

Service

Zum Weiterlesen

Lohmann, M.: **Das Säure-Basen-Kochbuch**, Stuttgart, TRIAS 2014

Lohmann, M.: **Der Basen-Doktor**, Stuttgart, TRIAS 2013

Lohmann, M.: **Schüßler-Salze – Natürlich schön**, Stuttgart, TRIAS 2012

Liebe Leserin, lieber Leser,

hat Ihnen dieses Buch weitergeholfen? Für Anregungen, Kritik, aber auch für Lob sind wir offen. So können wir in Zukunft noch besser auf Ihre Wünsche eingehen. Schreiben Sie uns, denn Ihre Meinung zählt!

Ihr TRIAS Verlag

E-Mail-Leserservice
kundenservice@
trias-verlag.de

Lektorat TRIAS Verlag
Postfach 30 05 04
70445 Stuttgart
Fax: 0711 89 31-748

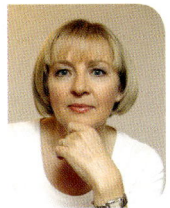

Maria Lohmann ist Heilpraktikerin, Medizinjournalistin und Buchautorin. Schwerpunkt ihrer Tätigkeit ist seit über 25 Jahren die Naturheilkunde einschließlich gesunder Ernährung. Einen wesentlichen Gesundheitsfaktor sieht sie im Gleichgewicht des Säure-Basen-Haushalts. Aus ihrem eigenen turbulenten Berufs- und Familienleben weiß sie, wie schnell sich ein Säureüberschuss im Körper einschleichen kann. Mit diesem Buch liefert sie die besten Strategien und Tipps, wie Sie Ihre Balance auch im stressigen Alltag wiederherstellen können.

**Bibliografische Information
der Deutschen Nationalbibliothek**
Die Deutsche Nationalbibliothek
verzeichnet diese Publikation in
der Deutschen Nationalbiblio-
grafie; detaillierte bibliografische
Daten sind im Internet über
http://dnb.d-nb.de abrufbar.

Programmplanung: Uta Spieldiener
Redaktion: Dr. Antonie Post,
Burgstetten
Bildredaktion: Christoph Frick
Umschlaggestaltung und Layout:
CYCLUS Visuelle Kommunikation,
Stuttgart

Bildnachweis:
Umschlagfoto: Stockfood
Fotos im Innenteil: S. 4: plainpic-
ture/Jasmin Sander; S. 7, 21: Fotolia

1. Auflage

© 2016 TRIAS Verlag in
Georg Thieme Verlag KG
Rüdigerstraße 14, 70469 Stuttgart

Printed in Germany

Satz und Repro: Fotosatz Buck,
Kumhausen
Gesetzt in: Adobe InDesign CS6
Druck: AZ Druck und Datentechnik
GmbH, Kempten

Gedruckt auf chlorfrei gebleich-
tem Papier

ISBN 978-3-432-10009-8

Auch erhältlich als E-Book:
eISBN (PDF) 978-3-432-10008-1
eISBN (ePub) 978-3-432-10007-4

1 2 3 4 5 6

Wichtiger Hinweis: Wie jede Wissenschaft ist die Medizin ständigen Entwicklungen unterworfen. Forschung und klinische Erfahrung erweitern unsere Erkenntnisse. Ganz besonders gilt das für die Behandlung und die medikamentöse Therapie. Bei allen in diesem Werk erwähnten Dosierungen oder Applikationen, bei Rezepten und Übungsanleitungen, bei Empfehlungen und Tipps dürfen Sie darauf vertrauen: Autoren, Herausgeber und Verlag haben große Sorgfalt darauf verwandt, dass diese Angaben dem Wissensstand bei Fertigstellung des Werkes entsprechen. Rezepte werden gekocht und ausprobiert. Übungen und Übungsreihen haben sich in der Praxis erfolgreich bewährt.

Besuchen Sie uns auf facebook!
**www.facebook.com/
trias.tut.mir.gut**